杏林问道

——老中医五十年行医感悟

聂天义 著

中国中医药出版社
·北京·

图书在版编目（CIP）数据

杏林问道：老中医五十年行医感悟/聂天义著．－北京：中国中医药出版社，2016.5

ISBN 978-7-5132-3245-6

Ⅰ．①杏…　Ⅱ．①聂…　Ⅲ．①中医学－临床医学－经验－中国－现代　Ⅳ．①R249.7

中国版本图书馆CIP数据核字(2016)第063417号

中国中医药出版社出版
北京市朝阳区北三环东路28号易亨大厦16层
邮政编码 100013
传真 010 64405750
三河市双峰印刷装订有限公司印刷
各地新华书店经销

*

开本 880×1230　1/32　印张 10　字数 180 千字
2016 年 5 月第 1 版　2016 年 5 月第 1 次印刷
书号　ISBN 978-7-5132-3245-6

*

定价 29.00元
网址 www.cptcm.com

社长热线　010 64405720
购书热线　010 64065415　010 64065413
微信服务号　zgzyycbs
书店网址　csln.net/qksd/
官方微博　http:/e.weibo.com/cptcm
淘宝天猫网址　http://zgzyycbs.tmall.com

作者简介

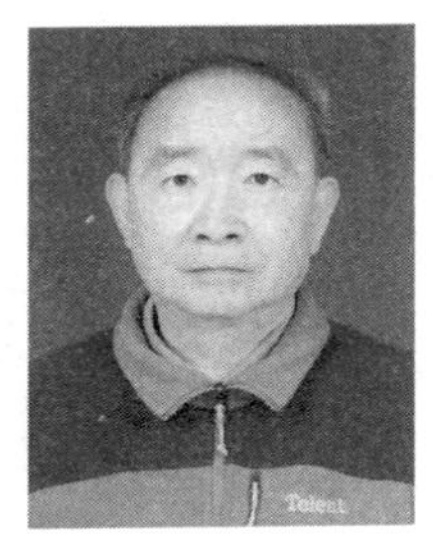

聂天义，主任医师，重庆市名中医。1939年农历五月二十三日生，重庆市涪陵区新妙镇人。中国中医药学会会员，重庆市市级首批老中医药专家学术经验继承工作指导老师，重庆市中医药学会资深专家委员会委员。退休前为涪陵区中医院院长。曾担任四川省和重庆市政协委员，重庆市涪陵区政协常委，四川省涪陵市（县）政协副主席，农工涪陵区委副主任委员。四川省涪陵地区和涪陵市（县）中青年科技拔尖人才。入选《中国中医名人志》和《涪陵辞典》等书。

从医50多年，在扑朔迷离的临床生涯中，锤炼了辨证论治的学术思想，积淀了中医智慧。临床上对中医心脑疾病，如心悸、怔忡、胸痹、头昏、眩晕、失眠、中风偏瘫，以及常见病、多发病、某些疑难危急重症的诊治，均有满意疗效。在20多家省级以上刊、报发表文章近百篇，对中医水血相关学说、叶天士络痛学说做了多角度、较系统的研讨。参编专著10多部。

[illegible]医师：

你的这篇稿子，看过了。你是从东垣学说的发[illegible]联系了[illegible]的升降之病机，治疗等作了研究，治疗方面则提出有方，文字组织[illegible]清，老生常谈[illegible]，使其精练，文字[illegible]工，若送出版要写好些的。

敬礼

姜春华

姜春华教授

1980年7月24日给作者的回信

王辉武教授题词

杏林博极天人际

问道探究生命源

诠释临证出新意

岐黄至理藏其间

天义先生大作印行志贺

乙未小暑后十日橘井辉老

于重庆鸿恩山麓

马序

天义学友，送来书稿，一看书名，立即吸引我的眼球，引发我的兴趣，《杏林问道》究竟探问何许之道？

连夜拜读，细细品味，一位创新型铁杆中医的形象跃然纸上。献身杏林五十余年，勤于思考，孜孜以求，探问中医传承之道，探求中医学问之道。

我很赞赏天义的中医感悟：思求经旨催新知，精究方术促疗效。

天义精读《内经》，善于研究新的课题，对于散见各篇有关水与血的论述，进行了发掘性的系统整理，明确提出“水血相关论”。尤可贵者，一有新知，就紧密结合临床，指导辨证论治，取得良好疗效。

天义尤喜仲景《伤寒论》。先是攻读原文，死记硬背；继则旁及各家，做好笔记，深思探问；最后落在实处，灵活应用于医教研中。这是他探问《伤寒论》的四字要诀，读、记、思、用，“读是起点，记是读的延续，思是读的升华，用是思的跨越”，妙哉斯言！

《杏林问道》重点在索道，既有医经研读、学术探讨，又有临床报道、方药应用，内容丰富多彩。

作者不仅重视中医思维，领悟中医精髓，指导临床辨证论治，而且把传承发展中医作为人生的追求目标。他大声疾呼，提出许多真知灼见和具体建议，其对中医热爱之深，用情之真，令人钦佩。

天义的杏林之道是成功之道，读名著，拜名师，重临床，勤写作，善感悟，正如他在杏林问道感悟所言。

杏林问道莫迷航，
读记思用经典忙，
参拜名师善取经，
坚持不懈勤临床，
耕耘感悟作文章，
岐黄之术要弘扬。

马有度

2015 年秋

自序

在我七十寿辰的庆典上，我把自己编印的《杏林问道》一书，赠送给前来祝寿的亲朋好友作纪念。该书内容颇丰，与其说有一定的专业性、学术性，不如说更具有人文性、综合性和史料性。业内的一些朋友看过后，不断向我建议删去该书与专业无关的内容，重新编辑，正式出版。余窃思良久，经过积极的筹备，今天终于决定付梓了。

《杏林问道》的书名，是我在一个清晨从梦中醒来，突然从“问道长沙”的启发中想到的。道，本义“路”也，《说文解字》：“所行道也。”由此延伸为途径。故《灵枢·忧恚无言》：“咽喉者，水谷之道路也。”又《针灸甲乙经·序》：“穷神极变，而针道出焉。”“夫医道所兴，由来久矣。”《此事难知》：“夫治病之道有三法焉，初、中、末也。”故道又引申为理论、学说、方法等。因此，“杏林”所问之“道”，当涵中医学的理论、学说、方法（当然，探讨此“道”亦有取向途径的选择），和中医事业振兴弘扬的途径。

问乃求索，索寓于问；问计于谋，谋中寓问。我将本书所录内容分为两大类，一者曰索道，是我在中医药学上下求索中，对中医经典的探析，对中医学术的探讨，对中医临床的探索等，是为本书最主要的内容；二者所谓谋道，是我对中医事业的振兴弘扬、中医人才的培养、中医医疗市场的拓展，以及中医院突出中医特色等涉及中医事业健康持续发展途径和方法的思考与建议。书末并将“我的杏林之路”附上，回顾了我在杏林路上蹒跚前进的轨迹，在杏林耕耘中收获的感悟和体会。

抛砖引玉，是我的初衷。临床上不少疑难危急重症，我认为均与水血失调、水遏血瘀和心、脑、肺、肾等的络脉瘀滞的病机攸关。我对水血相关学说、叶天士络痛学说的探讨虽经多年，仍十分肤浅，有待深入和拓展。而今，叹我年逾古稀，垂垂老矣，目暗神伤，已不能继续研讨下去。乃企盼同仁对此深入研究，探其奥旨，共掖中医学术之繁荣，为疑难危急重症的诊治开辟令人鼓舞的前景！

共谋杏林发展之道，是我的宿愿。道路决定成功。当今，党和国家重视发展民生，大力弘扬包括传统中医药文化在内的中华民族优秀文化，这是时代的洪流。我们只要遵循中医发展的自身规律，在全面建设小康社会的进程中，把弘扬中医药事业的历史使命融入到党和国家为实现中华民族伟大复兴的中国梦中去推动，我们的中医梦就一定会圆满实现。

毋庸讳言，在我们继承弘扬中医药学的队伍中，有的人仍在杏林路上迷茫、犹豫、徘徊，甚至偏离。茫茫杏林，路在何方？《论语·子张》：“博学而笃志，切问而近思，仁在其中矣。”似为我们展示了一条通往成功的路线图。因此，我们要博览群书。在书海博弈中要坚守中医志向，坚定中医取向。对学习中提出的切中学问之问，要充分应用象性思维、抽象思维和事理思维，在去粗取精、去伪存真、由表及里、由此及彼的改造制作的思考研究过程中，孵化、催生和捕捉、升华创新思维，以发遑古意，融汇新知，逐步创立新说。这样，我们就学到了、掌握了救死扶伤的中医仁心之术、仁慈之学，从而弘扬中医药学，为人类健康做出更大贡献！

从事中医五十多年，我感慨示之：

中医为我，

我为中医，

感悟中医，

发展中医。

聂天义

2015 年 11 月 27 日

目录

医经研读

学术探讨

临证体悟

发展研讨

医经研读

《内经》水血相关论探讨

水，是机体津液中的主体，而津液是机体一切正常水液的总称。血，乃流行于脉管中的红色液体。作为中医学理论渊源的《内经》，奠定了水血相关的理论基础，并影响着历代水血相关的研究。兹探讨于后。

一、水血源水谷，倚行功类同

津液是由肠胃中的水谷精微，经脾的运化而成。《素问·经脉别论》曰："饮入于胃，游溢精气，上输于脾，脾气散精……水精四布。"血，亦为脾胃吸收水谷之精微化生。《灵枢·决气》曰："中焦受气取汁，变化而赤，是谓血。"因此，水与血俱源于饮食水谷，即津血同源。

津液色白，在脉外；血色赤，在脉中。但是，它们之间是可以互相化生的。津液可以渗过脉管进入脉中，与营气结合，变化而赤为血。《灵枢·邪客》曰："营气者，泌其津液，注之于脉，化以为血。"而血脉中的液体，一旦与营气分离，渗出脉外，自然就成为津液；进而出于腠理，便为汗，因此有“汗者血之液”之说。

《素问·经脉别论》曰：“脾气散精，上归于肺，通调水道，下输膀胱，水精四布，五经并行。”说明了水是因气而流动输布的。血的循行亦离不开气。《素问·六节藏象论》曰：“肺者气之本。”循行于周身的血脉，均要汇聚于肺。在肺气的推动下，使血液得以布散全身。因此，水与血均倚气而输布循行。

水和血都是构成人体和维持人体生命活动的最基本的物质。津液对肌肤、孔窍、脏腑、骨髓、骨节等有濡养的功能。《灵枢·决气》曰：“腠理发泄，汗出溱溱，是谓津……谷入气满，淖泽注于骨，骨属屈伸，泄泽，补益脑髓，皮肤润泽，是谓液。”《灵枢·五癃津液别》曰：“津液各走其道，故三焦出气，以温分肉，充皮肤。”血对机体亦有滋濡的功能。《灵枢·平人绝谷》曰：“血脉和利，精神乃居。”说明了血对精神的滋养作用。《素问·五脏生成》曰：“肝受血而能视，足受血而能步，掌受血而能握，指受血而能摄。”指出血的滋濡对机体感官和运动功能作用亦大。血对机体生命活动的维持，诚如《灵枢·营卫生会》曰：“以奉生身，莫贵于此。”综上所述，可见，水与血皆有形而主静，属阴，对机体都有滋养和濡润作用。

二、水血病攸关，罹患多互累

水与血同源，又互相化生。因此，血液过度耗伤的人，必同时耗伤津液，津液亏虚，汗出无源而汗少；反之，津液耗伤过度的人，化血无源而血少。故《灵枢·营卫生会》曰：“夺血者无汗，夺汗者无血。”揭示了血竭津枯、津亏血涸的相关病理。

水与血的输布循行均倚气机流畅。当气机阻滞不能布津或帅血时，势必影响血或津的正常循行布散，从而导致相关的病理过程。《灵枢·百病始生》曰：“温气不行，凝血蕴里而不散，津液涩渗，着而不去，而积皆成矣。”当阳气不能温煦血脉，血凝聚蕴里不得布散，津液亦涩渗不行，留着而不消散，于是，积证就形成了。《灵枢·刺节真邪》曰：“津液内溢，乃下流于睾，血道不通，日大不休，俯仰不便，趋翔不能。此病荥然有水。”当津液内溢，留积在阴囊中，引起血脉不通，瘀血阻滞，则阴囊水肿日渐增大，诸症也就随之而起。《内经》的这些论述，又进一步阐述了水阻血瘀、血滞水遏、水血搏结的相关病理机制。

《内经》还指出，当水停引起血瘀时，常可反应于血脉的体征。《灵枢·水胀》曰：“水起始也，目窠上微肿，如新卧起之状，其颈脉动。”又曰：“鼓胀何如？……腹胀，身皆大，大与肤胀等也，色苍黄，腹筋起。”其中“腹筋起”，杨上善将“筋”作“脉”，系指腹部有青色络脉暴露如筋。脉为血府，其水肿病之颈脉动，鼓胀病之腹筋起，均揭示了水停血阻的病理征兆。

三、水血可互治，此夺彼当忌

水血病理相关，决定了二者治疗的相辅相成。当水液敷布失常、水遏血瘀时，其治疗如囿于见水治水，则力有不逮。此时，必须水血兼治，其疗效才相得益彰。故《素问·汤液醪醴论》对水肿病提出了“平治于权衡，去菀陈莝”的治则。《灵枢·小针解》对此指出：“菀陈则除之者，去血脉也。”可见，去菀陈莝除攻逐水邪外，尚包括祛除郁结于体内的瘀血。《内经》还制定了水证治血的方剂。《素问·腹中论》曰：“有病心腹满，旦食则不能暮食，此为何病？岐伯曰：名为鼓胀。帝曰：治之奈何？岐伯曰：治之以鸡矢醴，一剂知，二剂已。”鸡矢，《日华子本草》曰：“破血。”醴即酒类。《景岳全书》曰：“盖酒为水谷之液，血亦水谷之液，酒入中焦，必求同类，故直走血分。”可见，鸡矢醴当为活血利水之剂。《内经》对水证治血，还明确提出了可用取血络放血的针刺疗法，使水肿消退。除《素问·汤液醪醴论》对水气病治疗“可缪刺其处”外，《灵枢·水胀》进一步指出：“肤胀、鼓胀，可刺邪？岐伯曰：先泻其胀之血络，后调其经，刺去其血络也。”论述了对肤胀和鼓胀，可先泻除充盈有瘀血的络脉，然后再调理经脉，以去其血络上的瘀血，从而取得治疗的效果。

《灵枢·营卫生会》曰：“夺血者无汗，夺汗者无血，故人生有两死，而无两生。”故对于失血、血虚患者，就不能妄夺其汗；

对于脱汗者，也不能用动血之品或针刺放血等疗法。进而寓示了血竭忌汗、汗脱忌劫血的禁忌。

《伤寒论》反馈信息辨证法探讨

《伤寒论》反馈信息辨证法，大致包括衣、食、饮、药和按（切）诊等几个方面。兹分别讨论如下。

一、衣之反馈以辨寒热真假和阴阳盛衰

《伤寒论》："病有发热恶寒者，发于阳也；无热恶寒者，发于阴也。"（7）以表现于外的寒热不同的证情，辨病发于阴或发于阳的内在本质，在一般情况下是可以的。但是当其处于寒热真假难辨、阴阳疑似之际，《伤寒论》则是以衣衾试之，通过观察、分析患者对衣衾的反应以去伪识真。如病人虽周身大热，但反喜加衣被以御寒，则说明大热是表面的假象，而寒邪在内才是疾病的本质（此乃阴寒盛于里，虚阳格于外的阴盛格阳证）；如病人周身虽冷，但予衣则又弃之，说明大寒是表面的假象，而热邪在内才是疾病的本质（每见于阳热深伏，郁闭于里，阻阴于外的热深厥深证）。在予衣之后，以欲得近衣者为内有寒，不欲近衣者为

内有热，这是作为“热在皮肤，寒在骨髓”的真寒假热证和“寒在皮肤，热在骨髓”的真热假寒证的辨证关键（11）。故程郊倩指出：“寒热之在皮肤者，属标属假；寒热之在骨髓者，属本属真。本真不可得而见，而标假易惑我以形，故直从欲不欲处断之……情则无假。”

太阳表证误吐后，胃气被伤，甚有胃气虚寒，胃阳虚躁的小逆之变（120）。当其误吐后出现内烦（121），有的伤寒注家认为是阴盛格阳之虚寒证，那么是不是小逆所致之阴盛格阳之虚寒证呢？《伤寒论》仍以衣试之，不欲近衣者则说明此是误吐后胃液受伤，胃热化燥所致。故张隐庵说：“此言吐亡津液，又致阳热过盛也。太阳病反不恶寒至不欲近衣，乃阳热盛而阴液消亡，此为吐之内烦者，言吐伤心主之气而烦也。”

此外，少阴病阴寒内盛，如出现时自烦，是虚阳上扰，还是阳气来复？《伤寒论》通过予衣后患者去衣被的反应，指出为阳气来复，与阴邪所争，乃阳气获胜之佳象，故断其可治（289）；反之，当属虚阳离绝而危殆了。

二、食之反馈以辨胃气有无和呕吐之寒热

伤寒厥热胜复，阴盛阳衰的厥利证，以其中寒，当不能食。今反能食，恐是阴邪除去胃中阳气而为除中证。仲景以索饼试之，观察其食后情况以辨之。如食后安然而不发热，或仅有微热，则

是胃气来复，食欲已苏的佳兆，故断其必愈。如食后忽然暴热，乃胃气败绝，虚阳欲脱之征；此真阳尽露，恰同回光返照，不久阳气外脱，热必复去，即为除中死证（332）。

对呕吐病人，《伤寒论》通过观察与食后呕吐的缓急，以辨呕吐之寒热虚实。如食入口则吐，乃伤寒迭经吐下，下焦有寒，上焦有热之寒格（359）。食则吐蛔（326）为厥阴病上热下寒，蛔闻食臭出之征。如饮食入口则吐，或心中愠愠欲吐，复不能吐，则为少阴病胸中有寒痰留饮阻碍所致（324），此以吐而不畅与属热者一吐为快有别。又太阳病误用吐法，胃气伤害严重，胃虚而有假热，虽欲食冷食，但其本质是胃气虚寒，不能对食物腐熟消化，致朝食暮吐（126），此与食入即吐的热证又绝对不同。

三、饮之反馈以辨饮停部位

《伤寒论》中津液输布失常之口渴，其阻遏的饮邪必有一定的部位可稽。《伤寒论》则是通过饮水后的吐、呕、哕的不同反馈，来判断病变的部位。如太阳蓄水，胃中停饮不化，拒而不纳，则为“渴欲饮水，水入则吐”（74）。太阴伤寒，误用攻下伤脾，水气停积于胃，故“渴饮水而呕”（98）。阳明病大便初硬后溏，妄施攻下，余热稽留，脾虚不运，故“欲饮水者，与水则哕”（209）。可见其渴饮水而吐者，饮邪在胃；渴饮水而呕者，为脾虚饮停；渴饮水而哕，为余热未尽，中虚不运。

四、药之反馈以辨病情虚实和预后

阳明病若不大便六七日，又未出现潮热、手足濈然汗出、腹满疼痛等大承气汤的典型症状，是不是燥屎内结呢？欲知之法，《伤寒论》指出了可先与小承气汤。若大便未下而转矢气的，说明必有燥屎凝结，肠气闭阻，而少量的小承气汤尚不足以荡涤其实，只能使燥屎略有活动而转气下趋。由此可知燥屎已成，可放心使用大承气汤攻之。若服小承气汤后，并没有转矢气，则或属燥屎未成；或属肠胃虚寒，大便初硬后溏的“痼疾”证，治应“慎不可攻”（209）。

少阴病下利阳微，格阳于上的戴阳证，病势重笃，预后如何？《伤寒论》指出以白通加猪胆汁汤试之，服汤后“脉暴出者死，微续者生”（315）。其生死之机，尤在泾曰：“脉暴出者死，是无根之阳发露无遗；微续者生，是被抑之阳来复有渐。”

五、按之反馈以辨病变的虚实和范围

《伤寒论》中对心下悸的论述较多。但是，只有叉手自冒心，按之心下悸自觉稍安者，才是心阳素虚之人，或过汗之后，心阳外泄所致（64）。小结胸证是“正在心下，按之则痛”（138）。反之，即按之不痛者，则非本证。大陷胸证是“从心下至少腹硬满而痛不可近”（137），显然，其病变范围较之正在心下的小结胸证为大。"叉手自冒心"之心下悸喜按，辨证属虚；结胸证之"按之则痛""痛不可近"，辨证属实。可见，按之反馈，也有虚实之辨。

（注：文中所引用的字句，凡未标明出处者，皆引自《伤寒论》。括号中的数字为《伤寒论》中所对应的条文的序号，引用版本：《伤寒论释义》，南京中医学院伤寒论教研组编著，江苏人民出版社 1958 年版。后同）

《伤寒论》相关辨证十三法

整体观是中医学的基本特点。中医在辨证思想方法上强调相关辨证，而相关辨证的原则正是中医整体观的体现。兹将《伤寒论》相关辨证法探讨于后。

一、六经相关辨证

《伤寒论》的六经病证是一个辨证体系。六经可以单独发病；也可以两经或者三经合病（同时发病）；六经中某经病通过过经、传经涉及他经为病，则或为并病，或转属他经为病；三阴经病可不通过三阳经传变而为直中，"伤寒二三日，阳明少阳证不见者，为不传也”。可见，对六经为病的种种类型，《伤寒论》是通过以症状为依据来辨证的。如“伤寒脉浮而缓，手足自温者，是为系在太阴……至七八日大便硬者，为阳明病也”（187），此为太阴转属阳明。又“伤寒六七日，无大热，其人躁烦者，此为阳去入阴也”（269），则为少阳转三阴之证。

二、主从相关辨证

主症直接反映疾病本质方面，从症则从侧面印证主症的病机。因此，《伤寒论》十分重视主症的辨证，如小柴胡汤证“但见一证便是，不必悉具”（101）。故伤寒五六日，呕而发热者，即柴胡汤证具（149）。抓住了主症，也就掌握了主证，就可鉴别其兼证、变证以及夹杂症状。如桂枝汤加减方，便是桂枝汤主证发生兼、变证即夹杂症状的辨证变化。《伤寒论》亦重视从症对主症的辨证作用，如“自利不渴者，属太阴”（277），“自利而渴者，属少阴也”（282），则以不渴与渴之从症，作为主症自利的辨证关键。

三、量性相关辨证

疾病在发生、发展和变化过程中，由于人体阴阳消长和邪正斗争处在一个动态的过程，某些临床症状常呈现量性改变，《伤寒论》据此作为辨证的依据。如厥阴病属寒热错杂，其寒热之孰多孰少，对于辨证至关重要。“伤寒病，厥五日，热亦五日”其厥热持续时间相等，且第六日不厥者，则自愈（336）。而“厥四日，热反三日，复厥五日……寒多热少”，则其病为进（342）。《伤寒论》不仅重视相关症状的定量对比，而且还指出了同一症状在病变中量的变化所具有的辨证意义。“本太阳病，医反下之，因而腹满时痛者，属太阴也，桂枝加芍药汤主之；大实痛者，桂枝加大黄汤主之”（279），可见对应其腹痛之时作与持续，程度之轻与重，辨证则有脾虚与胃实之别。

四、症状相关辨证

临床上某些症状常有关联，但病机不同，故《伤寒论》重视相关症状辨证。如烦与躁。“病人不大便五六日，绕脐痛，烦躁，发作有时者，此有燥屎，故使不大便也”（239），此烦躁乃邪热炽盛，心神不安所致。“伤寒六七日，无大热，其人躁烦者，此为阳去入阴故也”（269），其躁烦则为少阳传入三阴之候。但是，烦与躁也有不同时发生的，故又当深入辨证。“少阴病，恶寒而躁，时自烦，欲去衣被者”，其烦为阳气来复，正与邪争之兆，故可治（289）；而“少阴病，四逆，恶寒而身踡，脉不至，不烦而躁者”，此躁乃真阳败绝，心神散越，故死（298）。

五、类证相关辨证

《伤寒论》中，许多证似同而实非。如大、小结胸证，寒实结胸证，痞证，脏结等，它们或致病之因相同，或发病部位相近，故《伤寒论》重视类证的辨证。指出痞证是心下痞，“按之自濡”（151）；小结胸证是“正在心下，按之则痛”（138）；大结胸证是“心下痛，按之石硬”（135），或“从心下至少腹硬满而痛不可近”（137）；寒实结胸证是“无热证”者（141）；脏结是“病胁下素有痞，连在脐旁，痛引少腹，入阴筋”（167）。又如脏厥是“躁无暂安时”，而蛔厥乃“静而复时烦”（338）。

六、先后相关辨证

疾病的演变常表现为序性发展的过程，故《伤寒论》重视症状发生先后相关的辨证。如“伤寒，脉浮而缓，手足自温者，系在太阴……至七八日，虽暴烦下利日十余行，必自止”（278），此先烦后利，为正气奋起驱邪外出之征，故为必自止之自愈之兆；而“少阴病，脉微细沉，但欲卧，汗出不烦，自欲吐，至五六日，自利，复烦躁不得卧寐者死”（300），此先利后烦，为正脱邪扰之危象，故死。又如厥证之寒热辨证，热与厥出现的先后关系极其重要。“伤寒一二日至四五日厥者，必发热。前热者后必厥，厥深者热亦深，厥微者热亦微。”（335）唐容川指出：“前热者后必厥，是言前热后厥，以热为主。”程郊倩强调说：“热在前，厥在后，此为热厥。”反之，先厥为寒厥，后发热则为阳复之兆（331）。

七、水血相关辨证

太阳腑证有蓄水与蓄血的不同，“伤寒有热，少腹满，应小便不利，今反利者，为有血也”（126），可见《伤寒论》以小便不利与利为辨证关键。但是，蓄水证之小便不利、水毒内停与瘀热互结，又可导致蓄血证；而蓄血之瘀热在里，阻滞下焦肾与膀胱，致肾气不固，水府热结、气化失司，亦可出现小便不利，甚则尿少尿闭之蓄水证。故吴又可说：“小便不利，亦有蓄血者，非小便自利便为蓄血也。”因此，《伤寒论》对二者之辨在于早期鉴别。

八、二便相关辨证

肾司二便，故二便关系密切。《伤寒论》亦重视其相关辨证，特别是在阳明腑实辨证上至关重要。“小便数者，大便必硬”（244），所以，在不大便六七日时，须视其小便利，方知其屎定硬，才可与攻之之法（251）。在阳明病大便硬时，“当问其小便日几行，若本小便日三四行，今日再行，故知大便不久出。今为小便数少，以津液当还入胃中，故知不久必大便也”（203）。可见，通过小便之利与不利，对大便之硬与不硬的辨证，有重要的意义。

九、摒除相关辨证

《伤寒论》在辨证过程中，通过摒除相关阴性征，促进对辨证结论的肯定。“伤寒，脉浮缓，身不痛，但重，乍有轻时，无少阴证者，大青龙汤发之。”（39）即辨证为大青龙汤证之身重时，必须摒除少阴证之身重。为了摒除相关病征，以确切辨证，《伤寒论》有时应用测试法。如“阳明病……若不大便六七日”，与小承气汤服用后，腹中不转矢气者，则除外“初头硬，后必溏”，方可辨证为阳明腑实之证（209）。

十、体质相关辨证

《素问·评热病论》云：“邪之所凑，其气必虚。”可见，体质状况在发病中关系极大。“伤寒二三日，心中悸而烦者，小建中汤主之。”（102）此伤寒表证初起，未经汗下误治即见悸烦症状，乃患者素体阴阳气血两虚，阳气虚则悸，阴气虚则烦，故治当温养中脏，补虚和里，使气血两调，外邪亦能自解。同时，体质盛衰还影响疾病的转化。“发汗后，恶寒者，虚故也：不恶寒但热者，实也。”（70）妄汗之后，在体虚之人则易成虚证；在阳旺之人，则易化燥伤津转为阳明实证。

十一、时空相关辨证

人与自然环境息息相关。因此，人体疾病的发生、变化、转归与自然变化密切相关。《伤寒论》开时空相关辨证之先河。如干姜附子汤证之昼烦夜静（61），成无己指出：“阳旺于昼，阳欲复，正不胜邪，正邪交争，故昼日烦躁不得眠。夜阴为主，阳虚不能与之争，是夜则安静。”故辨证为阳虚阴盛。天之阴阳亦能助人之正气抗邪外出而病愈。因此，《伤寒论》有“发于阳，七日愈；发于阴，六日愈”（7），以及六经病各有“欲解时”等辨证之说。

十二、信息相关辨证

病之变化，不可胜数，当其疾病表现错综复杂，扑朔迷离时，《伤寒论》通过诊断性治疗的反馈信息以指导辨证。如对“反能食”的厥证，若食以索饼后，暴热来出而复去者，则为除中（332）。又如通过饮水后的吐、呕、哕的不同反馈信息，以判断病变部位，水入则吐为太阳蓄水（74）；渴饮水而呕乃太阴伤寒（98）；饮水则哕为阳明中寒（226）。

十三、治法相关辨证

《伤寒论》中某些方剂的加减变化，实际上是从治法相关的角度指导了辨证。如太阳病误汗致心阳虚，治当温通心阳，以桂枝甘草汤适心阳虚表现为心下悸、叉手自冒心者；如伍以潜镇安神，则为桂枝甘草龙骨牡蛎汤，适心阳虚较重，致心神浮越而心悸烦躁者；如佐以镇惊安神，兼涤痰浊，则为桂枝去芍药加蜀漆牡蛎龙骨救逆汤，适心阳亏虚，水饮浊痰上扰之心悸、惊狂、卧起不安等。同一治法引起疾病的不同变化，亦是治法相关辨证的一个方面。

（注：本文中所引用的字句，凡未标明出处者，皆引自《伤寒论》。括号内的序号为《伤寒论》中所对应的条文的序号，以供参考）

《伤寒论》口渴证治探讨

口渴是常见的症状，它在辨证中有重要的临床意义。《伤寒论》对口渴的论述颇多，兹就其关于口渴证治的规律探讨如下。

一、六经的口渴见症

《伤寒论》中六经皆有口渴见症。“膀胱者，州都之官，津液藏焉，气化则能出矣。”太阳气化失调，膀胱蓄水，水饮停于下焦不能输布津液上达（71、72、73、74），或因水寒闭于中焦，下焦阳气不得蒸腾津液（40），或因汗后病愈津伤（71），均致口渴。一般地说，太阳病之口渴，有头项强痛，恶寒等表证，多由膀胱蓄水所致。

“不恶寒而渴者，此转属阳明也。”（244）“渴者属阳明。”（97）说明口渴在阳明则以不兼恶寒表证与太阳相别，而且口渴的程度较太阳更甚。如邪热伤津化燥，气阴不足，则为大烦渴不解（26），舌上干燥而烦，欲饮水数升（168）。此外，阳明病大便初硬后溏，误攻之后余热未尽而中虚不运，则“欲水者，与水则哕”（209）。

热邪陷于少阳，热邪上炎，胆热逆蒸于咽，故口苦咽干。如邪热伤津则渴（96），或手足温而渴（99）。少阳为三焦水谷之通道，热邪伤津，水津不化，则渴饮水而呕（98）。少阳误下伤津，水饮留滞，虽渴而不呕，但小便不利（147）。

太阴亦有口渴。太阴病兼表不和，治应温里和表。如误下更伤脾胃，脾阳失于运化而不转输津液，水饮停积于胃，津液不布，则渴饮水而呕，小便难（98）。

少阴之口渴有寒热之别。自利而渴者，属少阴也，且小便色白（282），乃阳气虚衰不能布津，阴液下泄不能上济。如少阴热化，邪热客于下焦，少阴阴液耗伤，进而胃津被劫而又水气不利，致渴欲饮水，小便不利（223），或咳而呕渴（319）。

厥阴病上热下寒，膈上有热灼伤津液，故消渴（326）。厥阴热胜致下利欲饮水（373）。厥阴阳复太过，则下利脉数而渴，清脓血（367）。

此外，太阳篇尚有肝热移肺，肺津不布，水停于腹，致大渴欲饮水，其腹必满（109）。

综上所述，可见《伤寒论》中关于口渴的病因病机，概言之有两端：一为津液不足；一为饮邪阻遏，津液不布。前者首见于津液的亏耗，此或因邪热伤津（26、96、168、170、244），或因汗下伤津（147），或因病愈伤津（71）；其次见于津液的生化不足（282）。后者或因水饮停蓄（40、73），或因饮之过多（244），或因脾虚水停（98），或因肝热移肺，肺津不布（109），均为津液输布失常所致。此外，《伤寒论》中亦有邪热或汗下伤津，复水气不利所致口渴者（223、147）。邪热伤津所致之口渴，多渴而饮水，饮而不吐。根据其邪热的程度，其有或不恶寒（244），或发热（6），或手足温（99），或汗出多（244），或烦躁不得眠（71）等不同兼症。

饮邪阻遏，津液失布之口渴，多有饮水不纳而吐、呕、哕的不同，其间有寒热虚实之别。太阳蓄水致胃中停水不化，拒而不纳，则为渴欲饮水，水入则吐（74）；太阳伤寒，误用攻下伤脾，水气停积于胃，故渴饮水而呕（98）；阳明病大便初硬后溏，妄施攻下，余热稽留，脾虚不运，致欲饮水者，饮水则哕（209）。可见其渴而饮水，有饮邪在胃不纳则吐；脾虚停饮不输则呕；余热未尽，中虚不运则哕。渴而小便不利，亦多为饮邪内蓄，或为渴而口燥烦，小便不利（156），或为渴欲饮水，小便不利（223），或小便不利，渴而呕（147）。当然，此渴而小便不利，与热邪伤津所致之渴饮水，小便不利，当有别。

《伤寒论》还指出了在邪正斗争过程中，正气胜邪，亦有从不渴表现为渴的，此渴则是疾病向愈的反映。如小青龙汤证为表不解而心下有水气，故不渴。“服汤已渴者，此寒去欲解也”（41），为病愈之佳象。厥阴病寒利，如阳气来复则微热而渴（360）；胃阳渐复，则下利脉数而渴，均是阳复之兆，不可不知。

二、治疗口渴的方法

针对渴证的病因病机，《伤寒论》对本证的治疗，可概括为生津和化饮两大法则。我将其具体治法归纳为13种，其中治疗津亏所致者6种，主要在清除邪热以存津液，或助其津液的生成；治疗饮邪所致者7种，主要在化饮，使津液输布正常。兹分述如下。

1. 少少与饮法　太阳病之口渴应徐徐饮服，使易于吸收，俾津液得还则病自已。若饮之太过，反致停而不化，饮遏其津，口渴益甚。厥阴阳气初复，胃中津液一时不及上承而微渴欲饮，宜少少与饮之，恐饮之过多，初复之阳气不能化气行水致成停饮之证。《伤寒论》中渴欲饮水，除白虎汤证可以恣饮外，其余都宜少少与饮之，令胃气和则愈。可见本法在渴证应用中是很值得重视的。

2. 清热生津法　阳明经热炽盛，胃津被劫之口渴，用白虎加人参汤，以白虎汤清阳明炽盛之热，加人参汤以救胃中耗伤之液。

3. 苦寒清热法　厥阴热利，或厥阴虚寒下利，阴证转阳，阳复太过，里热炽盛，下移于肠而见下利，渴欲饮水，以白头翁汤苦寒清热则渴利自解。

4. 釜底抽薪法　少阴热化证，少阴阴液耗伤，阳明燥实内结，症见口干燥或口燥咽干，必兼渴而欲饮。此伏热在里，灼伤肾阴，如不急下，肾水有枯竭之虞。故以大承气汤釜底抽薪，急下燥实以存阴，阴津上承，口燥渴即愈。

5. 和解生津法　伤寒之邪在半表半里之少阳，如邪热进而结于胸，气燥津虚则口渴，以小柴胡汤去半夏、人参，加瓜蒌根以和解生津。如太阳少阳并病，身热恶风，颈项强，胁下满，手足温而渴，《伤寒论》中治从少阳，用小柴胡汤，实际仍宗本法。

6. 釜底加薪法　寒中少阴，肾阳受困，以其火衰不能蒸腾津液，故渴利而小便色白，此下焦虚有寒，病机与“当温之，宜服四逆辈”“脏有寒故也”相同，故可用四逆汤釜底加薪以助阳温经，津液上腾则渴利皆愈。

7. 忍之待愈法　《伤寒论》第156条治疗方后附有“一方云，忍之一日乃愈”。因本证的痞与燥渴都是水蓄的缘故，假使能忍耐不饮，外水不入，内水得化，上述诸症即可自愈。

8. 解表化饮法　伤寒表不解，心下有水饮，干呕，发热而咳，渴，以小青龙汤去半夏加瓜蒌根解表化饮。

9. 化气利水法　对太阳蓄水所致的口渴，小便不利，以五苓散化气（解表）利水，待表解水泄，气化复常，津液上输则口渴诸症可愈。

10. 和解化饮法　少阳病汗下失当，邪热与水饮互结不化，阻于胸胁，往来寒热，心烦，渴而不呕，小便不利，以柴胡桂枝干姜汤和解化饮。

11. 滋阴利水法　少阴阴虚，水气不利，阴虚水热相搏而为下利，咳而呕渴，以猪苓汤滋阴利水，俾利水而不伤阴，清热而不碍阳。

12. 温中健脾法　霍乱吐利，如脾不散津，水饮停蓄，则见渴欲饮水，以理中丸加重白术温中健脾，待脾阳得展而能生津液，则吐利渴皆愈。

13. 刺期门法　木火刑金，肝热移肺，津液被劫，肺津不布，肺气不能通调水道致大渴欲饮水，水停于腹而腹满，小便不利，当刺期门以泻肝邪。刺期门后，肝邪得泄，肺不受侮，毛窍通畅，则自汗出；水道通调而小便利，则口燥渴，腹满即愈。

综上所述，可见《伤寒论》对口渴的辨证颇为深刻，治疗方法多样，值得深入研究探讨。

仲景水血相关论治探讨

《灵枢·邪客》云："营气者，泌其津液，注之于脉，化以为血。"《素问·脉要精微论》云："肝与肾脉并至，其色苍赤，当病毁伤不见血，已见血，湿若中水也。"《内经》的这些论述，奠定了水血相关的生理、病理基础。仲师勤求古训，弘扬其说。《金匮要略》说"经为血，血不利则为水"，论述了妇女月经停闭，进而影响水液代谢，发展为水肿，阐明了血瘀水亦不行的机理。关于水湿及于血分病，《金匮要略》云：“黄汗……久不愈，必致痈脓。”《金匮要略论注》解释说：“汗与水总属水气……若久不愈，邪气归阴，营气热，故凝滞而痈脓。”针对《金匮要略》黄疸病机在于“瘀热以行”，《金匮要略浅注补正》阐述说：“瘀热以行，一个瘀字，便见黄皆发于血分，凡气分之热不得称瘀。小便黄亦短涩而不发黄者多矣。脾为太阴湿土，主统血，热陷血分，脾湿郁遏，乃发为黄。”凡此揭示了水遏血病之机。《金匮要略》又云“妊娠腹中痛”，则进一步指出了水血交互作祟致病。诚如曹颖甫说：“妇人腹疾痛，大要由于水湿太甚，血菀不通……之咎。”对《金匮要略》之水血在病理中的互相影响，《金匮要略直解》认为其机理在“水病而血不行，其血亦化为水”。

仲景以妇人为例，还指出了水血并病有水病及血与血病及水的先后之别，并以此有血分、水分之分。《金匮要略》说：“病有血分、水分，何也？师曰：经水前断，后病水，名曰血分，此病难治；先病水，后经水断，名曰水分，此病易治。何以故？去水，其经自下。”前者由于先经闭而水肿，乃经血分散而为水，此血病及水，所以名曰血分；后者先病水肿而后经闭，这是水气分散经血，乃水病及血，故称水分。论中还指出了两者病情有轻重，治疗有难易之分。《金匮要略心典》说：“血分者，因血而病为水也；水分者，因水而及血也。血病深而难通，故曰难治；水病浅而易行，故曰易治。”

正是由于水病可及血和血病可及水，故对水血并病之前，仲景强调要严格区分。《伤寒论》说：“伤寒有热，少腹满，应小便不利，今反利者，为有血也。”指出了太阳腑证之蓄水与蓄血，以小便不利与利为辨证关键。盖水蓄膀胱，气化失职，故口渴小便不利；若为血结下焦，无碍膀胱气化，浊热归心，则见如狂、发狂，小便自利。但是，水血可以互病，故两者在病变过程中，蓄水证之小便不利，水毒内停与瘀热互结，又可导致蓄血证；而蓄血之瘀热在里，阻滞下焦肾与膀胱，水腑热结，气化失司，亦可出现小便不利、尿少、尿闭之蓄水证，从而导致蓄水与蓄血并病。故吴又可指出：“小便不利，亦有蓄血者，非小便自利便为蓄血也。”可见，仲景对两者之辨，不仅对其蓄水与蓄血并病前有早期鉴别的重要作用，及其并病之后，则又可据此而测知此病及彼的先后之别。这对于诊断、治疗和预防，有重要的意义。

《素问·汤液醪醴论》对水气病提出了“开鬼门，洁净府，去菀陈莝”的治疗大法。《灵枢·小针解》指出：“菀陈则除之者，去血脉也。”可见，去菀陈莝除攻逐水邪外，尚包括祛除郁积于体内的瘀血。《灵枢·水胀》还有“刺去其血络”方法治疗腹水。《内经》的这些水血相关的治法，给仲景以很大的启迪，从而使仲师大大丰富和发展了水血相关的治法。兹将仲景水血相关治法讨论于后。

一、忌汗秘血法

血与汗，皆阴也。营血为汗液之资源，汗为阴血所化。因此，仲景指出对素患淋病的人，如发其汗，湿从汗出，热则独留，水府告匮，热迫阴血从小便出而为尿血；对素患疮疡、鼻衄、失血的病人，以其阴血本虚，更发汗以益伤之，必然会引起病情的加重和恶化；同样，对少阴病阳虚之但厥无汗而外无表证者，《伤寒论》指出，如强发汗，必动其血，使血溢于上，或从口鼻而出，或从目出，而致下厥上竭；此外，对患表证而尺中脉迟者，以其营气不足，血少，亦不可发汗。诚如《灵枢·营卫生会》说："夺血者无汗，夺汗者无血。"仲景凡此忌汗之类，皆在秘其阴血也。

二、衄以代汗法

汗与血同属阴精所化，乃同源异流矣。如太阳表实证，邪气不能从汗外泄而遏阻，逼使阳气上盛，假衄血为泄邪之道路。衄血则热邪外泄，故可代汗而邪去病愈。因此，《伤寒论》说："太阳病，脉浮紧，发热，身无汗，自衄者愈。"

三、调津凉血法

《伤寒论》云："妇人中风，七八日续得寒热，发作有时，经水适断者，此为热入血室，其血必结，故使如疟状，发作有时，小柴胡汤主之。”仲景治此热入血室之证，投以小柴胡汤，使上焦得通，津液得下，血室得津液之濡，釜中掺水，邪热遁消，故可谓调津以凉血。

四、养血利尿法

《金匮要略》云：“妊娠小便难，饮食如故，当归贝母苦参丸主之。”本证之小便难是妊娠以后，血虚有热，气郁化燥，以致膀胱津液不足所致。对此血虚热郁而津液涩少之证，仲师以是方养血润燥，清热利尿。《金匮要略方论本义》指出：“当归生血，贝母清气化之源，苦参降血热之火。”《金匮要略玉函经二注》谓苦参“利窍逐水”，故该方有养血利尿之功。

五、养血利水法

《金匮要略》云：“妇人怀妊，腹中痛，当归芍药散主之。”针对本证血虚行滞与停水交阻之机，该方以三味血药与三味水药并用，而为养血利水之法。《金匮要略心典》说：“按《说文》疠音绞，腹中急也，乃血不足而水侵之也。血不足而水侵，则胎失其所养，而反得其所害矣。腹中能无疠痛乎。芎、归、芍药益血之虚，苓、术、泽泻除水之气。”

六、养血滋阴利水法

《伤寒论》云：“若脉浮发热，渴欲饮水，小便不利者，猪苓汤主之。”此为阴血亏虚，水气内停之证。对此阴血亏虚，若仅投养血，则力有不逮，必寓养血于滋阴中，故仲景治以养血滋阴利水之猪苓汤。《古今名医方论》云：“方中阿胶养阴，生新去瘀，于肾中利水，即于肾中养阴；滑石甘寒而滑，于胃中去热，亦于胃中养阴；佐以二苓之淡渗者行之，既疏浊热而不留其瘀壅，亦润真阴而不苦其枯燥，源清而流有不清者乎？……特用阿胶、滑石以润之，是滋养无形以行有形也。”

七、活血利水法

《伤寒论》云：“少阴病，二三日不已，至四五日，腹痛，小便不利，四肢沉重疼痛，自下利者，此为有水气，其人或咳，或小便利，或下利，或呕者，真武汤主之。”本证乃少阴阳虚而兼寒水为患。以药测证，本方所治之水气，其病机有二：一则心阳不足，鼓动无力；二则血脉瘀阻，血不利则为水。方中芍药，《神农本草经》云“除血痹，破坚积……止痛，利小便”，《名医别录》云“通顺血脉……缓中，散恶血，逐贼血，去水气”，《本草疏正》云“收阴气”；合诸论而概之，芍药主要作用是通血脉，益阴气，进而利水。故方中用附子振奋心阳，推动水行；芍药疏通血脉以利水；并配合茯苓、白术、生姜，共奏温阳活血利水之功。

八、逐瘀除湿法

《伤寒论》云："伤寒七八日，身黄如橘子色，小便不利，腹微满者，茵陈蒿汤主之。"考方中大黄，《神农本草经》说"下瘀血，血闭寒热，破癥瘕积聚"，《本草正义》说其"迅速善走，直达下焦，深入血分，无坚不破，荡涤积垢，有犁庭扫穴之功"，故乃活血化瘀之药。栀子、茵陈清热除湿。本方寓活血逐瘀药于利湿药中，血活湿化，湿去热遁，正中"瘀热以行"之肯綮，故有退黄之卓效。

九、逐瘀涤饮法

《金匮要略》云："腹满，口舌干燥，此肠间有水气，己椒苈黄丸主之。"此与"水走肠间沥沥有声"的痰饮不同，盖饮邪内结，阻滞血行，故"腹满，口舌干燥"。我认为，此乃本证之眼目，对此痰饮瘀血遏阻之证，仲师特治以本方。考方中葶苈，《神农本草经》云"主癥瘕积聚结气……破坚逐邪"，乃偕大黄以活血逐瘀，与椒目、防己之荡涤饮邪配合，故为逐瘀涤饮之方。

十、下血逐水法

《金匮要略》云："妇人少腹满如敦状，小便微难而不渴，生后者，此为水与血俱结在血室也。大黄甘遂汤主之。"本证乃水与血俱结在血室，故当下血与逐水并进。《金匮要略方论本义》指出："惟水邪与瘀血俱结在血室，同为有形之物，斯可为实邪而驱逐攻下也，主以大黄甘遂汤。大黄下血，甘遂逐水，两邪同治矣。入阿胶者，就阴分下水血两邪，而不至于伤阴也。顿服之，血当下，血下而水自必随下矣。"

十一、逐瘀攻水法

《伤寒论》云："太阳中风，下利呕逆，表解者，乃可攻之。其人漐漐汗出，发作有时，头痛，心下痞硬满，引胁下痛，干呕短气，汗出不恶寒者，此表解里未和也，十枣汤主之。"《伤寒论诠解》认为引胁下痛为其主症，究其病机，"乃因水之巢位在于胁下，使局部气血壅滞，筋脉不和所致"。从而揭示了本证饮遏血瘀之病机。十枣汤之芫花，《药性论》云"主通利血脉"；大戟《日华子本草》云"破癥瘕"；甘遂，《神农本草经》云"破癥瘕积聚"。因此，就其所治之证，所用之药，十枣汤实为熔逐瘀与攻水药于一炉，故有治悬饮之功。

十二、利水消癥法

《金匮要略》曰："妇人宿有癥病，经断未及三月，而得漏下不止，胎动在脐上者，为癥痼害。妊娠六月动者，前三月经水利时胎也。下血者，后断三月衃也。所以血不止者，其癥不去故也，当下其癥，桂枝茯苓丸主之。”可见，本方用治疗妊娠宿有癥病，而该方在大队温经活血药中，配入一味利水渗湿的茯苓，旨在加强其消癥之效。盖癥积必遏水，水遏癥弥坚。茯苓，《本经疏证》云：“纯以气为用，故其治，咸以水为事。”通过茯苓之“利小便”（《神农本草经》），水行血亦行，从而助主药达化瘀消癥的目的。

张仲景攻下十一法

张仲景在《伤寒论》《金匮要略》中，奠定了中医八法的治疗体系，对下法的运用，更是得心应手，疗效卓著。兹将其攻下法探讨于后。

一、解表攻下法

太阳表证误下，外不解而邪陷于里，化热成实，或表未解而兼阳明腑实，或少阳半表与阳明里实同病。对此里有实积而外有表邪之证，如仅用表散，则邪热愈炽而里实更甚；只治其里，则表邪易陷而病邪乖张。故宗“其在皮者，汗而发之”“留者攻之”，立解表攻下法。若太阳兼阳明里实：如病偏于表，则当调和营卫，兼通阳明，以桂枝加大黄汤；如病偏于里，则行气泄满为主，兼以解表散寒，以厚朴七物汤。若少阳与阳明合病，当和解与通下并行，以大柴胡汤；如误用性温丸药攻下，证不解而微利，当和解少阳，兼泻热祛实，以柴胡加芒硝汤。

二、泻热攻下法

外邪入里化热，与大肠糟粕相结。对此肠胃燥实之证，如仅以清热，不攻燥实，则犹扬汤止沸；如配合攻下，则有釜底抽薪之功，燥实一去，邪热遁清。故宗“热者寒之”“盛者夺之”，立泻热攻下法。三承气汤苦寒攻下，宜阳明腑实之证。以大承气汤攻下最猛，宜痞满燥实俱备之证；小承气次之，宜痞满里实为主证，而燥热较轻之证；调胃承气汤为泻下缓剂，宜腑实初起，结而未甚，或津液受损，以燥热为主之证。又阳明热实，食已即吐，取欲求南薰先开北牖之意，以大黄甘草汤导肠中壅闭之大便。

三、理气攻下法

实热内积，气滞不行，气滞重于积滞之证。如仅通其里，则滞气难消；徒理其气，则积碍气行。故立理气攻下法，如厚朴三物汤行气攻下。

四、润肠攻下法

阳明燥热有余，太阴阴津不足，胃强脾弱，为津亏而有热结之证。若纯以滋润，则杯水车薪；徒事攻下，则愈耗津液。故宗“燥者濡之”“盛者泻之”，立润肠攻下法。如麻子仁丸，以养液润燥，泄热通幽。

五、利胆攻下法

阳明热郁不解，与湿相结。胃移湿热于胆，阻滞气化，胆汁不循常道，外溢肌肤而为黄疸。对此阳明腑实兼肝胆湿热蕴蒸之证，利胆有助通腑，通腑亦可利胆。故宗“木郁达之”“土郁夺之”，立利胆攻下法。若湿热两盛，胃肠有积滞者，当清利肝胆湿热，攻下阳明热结，以茵陈蒿汤；如热邪偏盛者，清泄里实为主，以栀子大黄汤；如热盛里实者，通腑泄热为主，以大黄硝石汤。

六、泻热逐瘀攻下法

伤寒在表之邪热循经入于下焦，与血相结于少腹部位而为蓄血证；或湿热郁蒸，气血凝聚，热结不散，壅于肠中；或产后干血着脐下，积而成癥，甚而蕴热。此热与血结之证，相对热邪与阳明燥屎结于气分不同。如只清其热，则寒凉遏血而瘀益甚；单祛其瘀，热不得泄，煎熬血液而瘀难尽消。故宗“热者寒之”“着者行之”，立泻热逐瘀攻下法。若太阳蓄血证，热重于瘀者，通下热邪，活血化瘀，以桃核承气汤；瘀重于热者，逐瘀泻热，以抵当汤；瘀热皆轻者，峻药缓攻，以抵当丸、大黄牡丹汤，泻热逐瘀攻下，用于肠痈脓未成者。下瘀血汤，攻热下瘀血，用于腹中有干血着脐下，以及经水不利等。

七、逐水攻下法

饮停胸胁，澼积不散，或邪热与心下水相搏，热邪与水饮结聚。饮为有形之水，水气澼积，不同于水气停蓄不化的证候，不是用温化或利水可去，非用攻逐则不能胜任。故宗“去菀陈莝”“盛者夺之”，立逐水攻下法。蓄饮停胸胁，澼积不散，用十枣汤攻逐水饮。若饮热搏结而为热实结胸，偏上者制宜缓，以大陷胸丸逐水破积，峻药缓攻；如偏中下而急者，以大陷胸汤泻热逐水破积。

又痰饮水走肠间，宜分消水饮，导邪下行，用己椒苈黄丸。支饮兼胃家实，宜疏导肠胃，荡涤实饮，以厚朴大黄汤。痰浊壅肺，宜宣壅导滞，利窍涤痰，用皂荚丸。

八、破血逐水攻下法

少腹为膀胱血室共居之地。当其血瘀水蓄，水血互结于血室之证，单治以祛瘀，则因蓄水不去而压抑脉道，使血行迟滞，终致瘀血难消；徒以逐水，则因瘀血障碍使津液敷布及排泄受阻，致蓄水旋消旋生，使水瘀互阻而加重。故宗“留者攻之”“去菀陈莝”，立破血逐水攻下法。如大黄甘遂汤，破血逐水攻下。

九、温阳攻下法

寒实内结，阳气不运，肠道无力传导，或寒滞食积，阻于肠道，升降气机痞塞，而为寒邪凝结成实之证。寒水痰饮凝结，非热药不足以驱其寒水，非峻药不足以破其结滞。苦寒攻下之大黄与温阳药同用，则其苦寒之性去而行滞破积之功存。故宗“寒者热之”“留者攻之”，立温阳攻下法。如大黄附子汤，温通破结；三物白散，温化水饮，攻逐寒实。

十、扶正攻下法

由于饮食不节、忧思郁结、酒色过度等原因，导致经络营卫气伤，瘀血内结。对此瘀血内结而又正气不足之证，纯以破血攻下，则正不支；专以扶正，则瘀结愈甚。故宗“虚者补之”“坚者削之”，立扶正攻下法。如大黄䗪虫丸，攻逐瘀血，缓中补虚。

十一、导肠攻下法

阳明病本自汗出，又经发汗，加之小便自利，肠中津液亏耗过甚，大便失之濡润，燥涩不通。对此津液枯乏之大便结硬，设徒以攻下，则更伤津液。故宗“燥者润之”“因势利导”，立导肠泻下法。如在病人自欲大便而不能自解的时候，硬屎已至直肠，可用蜜煎导方润窍滋燥；如津伤有热而便秘者，用猪胆汁灌肠清热润燥，利窍通便。

《伤寒论》服药法探讨

《伤寒论》奠定了中医辨证论治的基础。它对中医护理亦有比较全面的论述。学习《伤寒论》的有关护理知识，对提高辨证水平和治疗效果，有十分重要的作用。兹就《伤寒论》服药护理法探讨于后。

一、服药方法

1. 剂型区别　《伤寒论》中，剂型及作用不同，给药的途径和方式亦不同。汤剂除常以饮服外，亦有咽服，旨在使药效持续作用于咽部，故适宜咽部疾患。如苦酒汤“少少含咽之”，半夏汤“少少咽之”。散剂以和服法，或以米汤和服，如五苓散；或以水和服，如烧裈散；或以沸汤和服，如文蛤散；或以稀糜和服，如将香豉与热汤煮作稀糜，去渣取汁和瓜蒂散服等。丸剂如麻子仁丸以饮送服，理中丸以沸汤温服外，还可以煮服法，如抵当丸以水煮丸后，连渣服用；大陷胸丸，将丸与甘遂末、白蜜、水混合煮取服之。此外，尚有外治法，如大青龙汤药后汗出多者，以温粉扑之。亦有经肠入药的外导通便法，如蜜煎导法，“以内谷道中，以手急抱，欲大便时乃去之”；灌肠法，将猪胆汁“灌谷道内，如一食顷”。

2. 寒温服法　《伤寒论》中内服药，大多是温服。如桂枝汤“适寒温，服一升”。但是，根据病情和方中药物，有热证寒药温服和寒证温药冷服的从治服药法。如小承气汤性寒温服，以防拒寒药不受；半夏散及汤均宜冷服，以为引药。

3. 服药时间　平旦服，指在早晨未进食前服药。《神农本草经》：“病在四肢血脉者，宜空腹而在旦。”如十枣汤平旦服，可因势利导，使水饮之邪便于排出。日服，指在白天服药。日夜服，指在白天和夜间均服药。食前服，指在饭前服药。根据古人服药经验，病在胸膈以上者，应先进食后服药；病在心腹以下者，当先服药后进食。如桃核承气汤证病位在下焦，该汤又是下瘀血之剂，故先食温服，才能更好发挥药效。先其时服，指发作性病证，应在发作前服药。《伤寒论》：“病人脏无他病，时发热自汗出而不愈者，此卫气不和也，先其时发汗则愈，宜桂枝汤。”即为其例。不拘时服，如半夏汤“少少咽之”，为不拘时之含咽。

4. 服药次数　顿服法，指一次较快地将药服完。如干姜附子汤，因病变突然，所以顿服，俾药力集中，收效迅速。

数服法，指将药有计划地分次服完。具体则分为如下几法。

（1）一服法：仲景对疾病的治疗，特别是对汗吐下三法的运用，要求“中病即止，不必尽剂”。因此，如服药一次后病愈者，则余药不再服，为一服法。如大青龙汤“一服汗者，停后服”。

（2）二服法：《伤寒论》中有“日二服”和“再服”两种情况。前者指在白天内一般按早晚二次服用；后者则不拘此间隔。如茯苓四逆汤为日二服；大黄黄连泻心汤为分温再服。当然，根据病情变化好转情况，亦不必将两次药服完。如栀子甘草豉汤分二服，先温进一服，如得吐者，止后服；小承气汤分温二服，初服汤当更衣，不尔者尽服之，若更衣者勿服之。

（3）三服法：将药在白天按早中晚三次服完，如五苓散“日三服”；或在规定的时间内将药分三次服完，则为“分温三服”。如麻黄连翘赤小豆汤，共三服须半日服尽；麻黄升麻汤三服，每次间隔时间为“相去如炊三斗米顷”。三服法亦根据病情不必尽剂。如牡蛎泽泻散日三服，但当小便利，则止后服；桃花汤日三服，但一服愈则余勿服。

（4）频服法：服药次数超过三服法者，如当归四逆加吴茱萸生姜汤分五服，猪肤汤分六服，调胃承气汤不拘次数少少温服。对病情寒热错杂和病势重笃者，日夜连服，亦属本法。如黄芩汤“日再，夜一服”，黄连汤“昼三夜二服”，理中汤“日三四夜二服”等。

5. 服药剂量　《伤寒论》对内服药的每次服药量均做了明确的规定。如桂枝汤服一升，四逆散服方寸匕，麻子仁丸服十丸等。剂量的确定，服从治疗的需要。因此，同一方剂治疗目的不同，则服药量也有相应变化。如调胃承气汤，用于和胃，则少少温服，是不取势之锐，而欲其味之留中，以濡润胃府而存津液；用于燥热内结，则应顿服（刘渡舟《伤寒论诠解》）。

《伤寒论》中的服药量并不是强调机械的执行。相反，临床必须根据治疗需要，病人体质和病情变化，酌情加减。如乌梅丸先服十丸后，可稍加至二十丸；麻子仁丸先服十丸，可渐加，以知为度。而十枣汤，强人服一钱匕，羸人服半钱；白散，强人半钱匕，羸者减之；甘草附子汤，原则上应温服一升，恐一升多者，宜服六七合为始。又如理中丸，先服一丸，若服后腹中未热者，益至三四丸；瓜蒂散服后不吐者，其量可少少加；十枣汤下后病不除者，翌日更服时加半钱。

6. 辅助服药法

（1）啜粥法：桂枝汤方后云："服已须臾，啜热稀粥一升余。"啜粥可助胃气，益津液。一则可借谷气以充汗源，一则可借热力鼓舞卫阳驱邪从汗解，从而达到助药力之目的。又如理中汤，服后如食顷，饮热粥一升许，助药力以温养中气。徐洄溪对此指出："桂枝汤之饮热粥，欲其助药力以内温也。"

（2）白饮法：白饮即米汤。五苓散白饮和服，有桂枝汤啜粥之义。白散以白饮服，甘以缓之，取其留恋胸中不使速下也。半夏散白饮和服，旨在保胃存津，防止半夏桂枝辛燥劫阴；亦有啜粥之义，从中达外，俾内外之经脉通，而少阴之枢机出矣。此外，五苓散方后云“多饮暖水”，亦属本法。多饮暖水，取其气散营卫以助汗出邪解。成无己：“多饮暖水，令汗出愈者，以辛散水气外泄，是以汗润而解。”

(3) 药后取温法：即药后覆盖衣被，使周身温暖以助汗出。如桂枝汤服后，“温复令一时许”。又理中汤在服药啜粥后，“微自温，勿发揭衣被”，亦有覆取之义。

(4) 禁忌法：桂枝汤禁生冷、黏滑、肉面、五辛、酒酪、臭物等；乌梅丸禁生冷、滑物、臭食，恐因此伤害胃气。

二、服药后注意事项

《伤寒论》强调对服药后的病情变化进行动态观察的同时，还从护理的角度提出了许多注意事项。如，凡服发汗之剂，以遍身漐漐微似有汗者益佳，不可令如水淋漓。否则，非但病必不除，且汗多可致“亡阳遂虚，恶风，烦躁，不得眠”等。故指出，汗多者即以温粉扑之的止汗方法。又发汗后，胃中干，欲得饮水者，当少少与饮之，令胃气和则愈；以及“病人脉已解，而日暮微烦，以病新瘥，脾胃气尚弱，不能消谷，故令微烦，损谷则愈”等。反映了对药后生活护理的要求。

峻下逐水剂，当配合粥疗。如十枣汤得快下后，当以糜粥调养。服白散后，病在膈上必吐，在膈下必利；不利，进热粥一杯；利过不止，进冷粥一杯。

《温病条辨》水血相关证治探讨

《温病条辨》是阐述温病辨证论治的专著。温病是感受温热病毒所致，其病变过程是以伤阴为主。该书虽附有《杂说》《解产难》《解儿难》等篇，亦多涉及阴血不足，故《温病条辨》杂说篇《汗论》中指出："本论始终以救阴精为主。"《意园谈医书笔记》亦认为其治疗"重在清润以救阴液"。水和血均属人体阴液的主要内容，故本书对水血相关的问题论述颇详，兹探讨如后。

《温病条辨》杂说篇《汗论》中说："汗也者，合阳气阴精蒸化而出者也……以阳气为运用，以阴精为材料。"因此，汗为人体阳气蒸化津液，出于体表而成。《温病条辨》解儿难篇《小儿痉病瘛病共有九大纲论》中指出："汗多亡血。"解儿难篇《痉疾论》中亦曰："汗多而营血愈虚。"由于水血相生，因此汗出过多势必耗血。反之，亡血亦可致津液不足。故《温病条辨》解产难篇《产后三大证论三》中指出，产后血虚虽出现筋脉、神志、津液三方面的不同病变，但其亡血伤津则一。《温病条辨》治血热的方药中，均伍以生津壮水之品，给我们提示了气分之邪热是通过伤津而渐入于血分的；而邪热入血之后，又进一步导致伤津，亦提示了水血相关的病理链关系。

水与血在病理上的密切相关，决定了其治法的相通。《温病条辨》杂说篇《活血论》指出："治水与血之法，间亦有用通者，开支河也。有用塞者，崇提防也。"因此，《温病条辨》在治水与血的方剂中，有利尿以止血、逐瘀以消水、补气以生津、补气以摄血等法。正因为水与血治法相关，故《温病条辨》下焦篇第二十二条，用桃花汤既可治里虚之下利稀水，又治其便脓血。

水和血是维持生命活动重要的物质基础。在温病病理发展变化的过程中，当机体水和血耗散时，自可危及生命。《温病条辨》下焦篇第三十七条指出，暑邪深入厥阴，下利血水，是脾土衰败，肝木乘克，正气虚弱，邪气炽盛之上下格拒的危险证象。《温病条辨》上焦篇第十一条还进一步指出："太阴温病……若吐粉红血水者，死不治。"该书自注云："至粉红血水非血非液，实血与液交迫而出，有燎原之势，化源速绝。"其血为粉红，说明血虚已极，而水亦耗竭，故为死不治，并称此"乃温病第一死法"。

《温病条辨》还论述了水血相关的七种治法。

一、血亏忌汗法

《温病条辨》中焦篇第七十五条曰："疮家湿疟，忌用发散。"疮系血脉间病。血脉必虚而热，然后生疮，既成疮之后，疮流出的脓液又系血液所化。因此，疮家血液本虚，患湿疟后若再发汗，必更耗血液，筋脉失去血的濡养势必发痉。从而提示了血亏兼表证，不可径以发汗，以免汗多更耗其血。

二、存津济血法

《温病条辨》上焦篇第六条云："太阳风温，但咳，身不甚热，微渴者，辛凉轻剂桑菊饮主之。"该方后云：当其邪在血分者，去薄荷、苇根。又该篇第四条云："太阴风温、温热、温疫、冬温……但恶热，不恶寒而渴者，辛凉平剂银翘散主之。"该方后云："衄者，去芥穗、豆豉。"盖温邪袭于血分，或血热，或出血时，即当保存津液以济血。考荆芥，《本草经疏》曰"发汗"；豆豉，《本草拾遗》曰"发汗"；薄荷，《唐本草》曰"发汗"；苇根，《医林纂要》曰渗湿利水。可见，去其诸药，乃为忌汗、忌尿，以免伤津，正所以保津以济血也。《温病条辨》上焦篇第十六条强调温病发斑者，禁升麻、柴胡、防风、羌活、白芷、葛根、三春柳。此乃温邪郁于肌表血分而发斑疹，禁用诸药，亦避汗以免伤津燥血矣。

三、生津凉血法

《温病条辨》上焦篇第十条曰："太阴温病，气血两燔者，玉女煎去牛膝，加元参主之。"温热邪气炽于气分，伤津而致血热，气血两燔，生津壮水可挫血分之热。方中麦冬，《中药大辞典》曰"生津"；元参，《中药大辞典》曰"生津"；皆偕石膏、知母以清热生津凉血。《温病条辨》上焦篇第四十一条曰："太阴伏暑，舌赤，口渴，汗多，加减生脉散主之。"此邪热入血而津液已伤，方中沙参、麦冬、五味子亦在生津滋水以凉血。《温病条辨》上焦篇第十六条曰："太阴温病……发斑者，化斑汤主之。"温邪热毒蕴于肺胃，发于阳明肌肉而为斑。化斑汤系白虎汤加元参、犀角，白虎汤、元参皆清热生津以凉血。

四、养血生津法

《温病条辨》上焦篇第五十八条曰："诸气膹郁，诸痿喘呕之因于燥者，喻氏清燥救肺汤主之。"燥邪伤耗肺胃津液，致肺气不肃降而气逆上冲，胸中膹满，气喘，治以辛凉甘润之清燥救肺汤。方中在清肺热、养肺胃津液同时，加入阿胶以补血，旨在补血以生津。当然，津亏之甚亦致血枯，故方后云血枯加生地。加生地以补血，血充则津沛也。

五、活血滋汗法

《温病条辨》上焦篇第三十九条曰："太阴伏暑，舌赤口渴，无汗者，银翘散加生地、丹皮、赤芍、麦冬主之。"此暑邪深伏，至秋冬感邪而发的太阴伏暑，乃邪在血分的表实证。邪遏血瘀，阻津外泄为汗。方中生地，《神农本草经》曰"逐血痹"，偕丹皮、赤芍以活血凉血，血行津畅，更以银翘散透泄而汗解矣。

六、活血利水法

《温病条辨》解产难《产后瘀血论》曰："……呕逆腹胀，血化为水者，《金匮》下瘀血汤。"产后败血上冲，出现呕吐气逆，腹部胀满，是血化为水之证。方中均系活血化瘀之药。其中䗪虫，《本草从新》曰"消水肿"；大黄，《药性论》曰"利水肿"；皆活血化瘀以利水之法。

七、利湿止血法

《温病条辨》上焦篇第三十二条曰："暑温寒热，舌白不渴，吐血者，名曰暑瘵，为难治。清络饮加杏仁苡仁滑石汤主之。"此湿热伤于肺络，血出之后，阴分已伤而湿热之邪仍在，故以清络饮清肺络之热，加杏仁、苡仁、滑石利湿，湿去络宁，血归其道而吐血止。《温病条辨》下焦篇第六十六条曰："久痢带瘀血，肛中气坠，腹中不痛，断下渗湿汤主之。"乃气分湿热袭于血分，血受湿热壅遏，被逼妄行，以致久痢带瘀血，治以渗湿止血法。本方樗根皮，《本草备要》曰"治湿热为病"；赤苓，《中药大辞典》曰"行水，利湿热"；猪苓，《中药大辞典》曰"燥土利水"。诸药渗利湿邪，湿去热泄，血亦安其道而便血可止。《温病条辨》中焦篇第九十一条曰："滞下红白，舌色灰黄，渴不多饮，小溲不利，滑石藿香汤主之。"此暑湿内伏，三焦气机阻滞，致小溲不利、滞下红白，方中滑石、通草、猪苓、茯苓皮亦淡渗利湿，湿邪得祛，滞下红白亦止。

吴鞠通治疗温病急症的学术思想

一、审慎识病机，知常又达变

吴氏对温病急症之病机，能穷原竟委，既识得全局之常，又晓其中之变，故治中肯綮。如对厥证，认为伤寒之厥，足厥阴病也；而温热中之厥，手厥阴病也；强调断不可以阴阳二厥混而为一。并进一步指出，热厥之中，亦有三等，有邪在络居多，而阳明证少者；有邪搏阳明，阳明大实，上冲心包，神迷肢厥，甚则通体皆厥；有日久邪杀阴亏而厥者，不可不辨。对燥气之病，指出“秋燥之气，轻则为燥，重则为寒，化气为湿，复气为火”。故其论燥气为病，既有化气之火证，亦有胜气之寒证，治迥不同。对于温病之预后，吴锡璜有“存得一分津液，便有一分生机”之说。吴鞠通对温病急症抢救常以苦寒泄热和甘寒、咸寒柔剂养阴生津，强调始终以救阴津为主，认为温病最忌辛温。但是，吴鞠通又指出，暑病急症不忌者以“暑必兼湿，湿为阴邪，非温不解”；并强调，湿温论中“不惟不忌辛温，且用辛热也”。温热病急症，如“前医过用苦寒，致伤胃阳，亦间有少用刚者”。

二、急症堪足虑，预防要果断

温病具有发病急骤，传变迅速的特点。当其邪毒鸱张，可出现高热、谵语、昏迷、痉厥、虚脱等症而危及生命。对此，吴鞠通对温病急症着眼于未急先防、已危救死的一系列抢救措施。首先，积极截除肺卫蠢蠢欲逆传之邪。如太阴温病痰涎壅盛，心烦不安，胸中痞塞欲吐，“恐邪入包宫而成痉厥也”，率先用瓜蒂散涌吐痰涎，以防逆传之变。其次，对已有传变之兆者，急欲安其将受邪之地，以截阻其传变之路，如“热邪深入下焦，脉沉数，舌干齿黑，手指但觉蠕动，急防痉厥，二甲复脉汤主之”。第三，力挽狂澜抢救死症。吴氏认为：医者不知死，焉能救人。因此，对危险症亦当不避嫌怨，积极抢救，以冀转危为安。如用白虎加人参汤、生脉散以抢救太阴化源欲绝之死证；用犀角地黄汤合银翘散、中焦法、清络育阴法等挽治五死证。第四，防止误治引起病情危变，指出“斑疹，用升提则衄，或厥……或昏痉；用壅补则瞀乱”等。

三、妙法用三宝，补泻挽狂澜

安宫牛黄丸、紫雪丹、至宝丹被誉为“温病三宝”，在温病邪入心包而神昏痉厥之危急重症的抢救中有重要作用。吴氏指出：此三宝虽主治略同，但又各有所长，临床应用对证斟酌可也。吴氏对三宝的应用，可谓泛应曲当，功效卓著。其法有预防性治疗用者，如太阴脾疟，若烦躁甚者，可另服牛黄丸，以预防神昏。有诊断性治疗用者，如阳明温病，无汗，小便不利，谵语者，疑为邪热传入心包，先与牛黄清心丸；若不效，大便亦不解，则当为阳明邪热胶着，遂以调胃承气汤。有急则先用者，如温毒神昏谵语，先与安宫牛黄丸、紫雪丹之属，继以清宫汤。有煎汤或调散服者，如太阴温病神昏谵语者，用牛黄丸主之，脉虚者人参汤下，脉实者银花薄荷汤下。又牛黄承气汤，即以安宫牛黄丸化开调生大黄末服用。有异病同用者，如斑疹、温痘、温毒、发黄、神昏谵语者，安宫牛黄丸主之。有联用者，如“太阴温病，神昏谵语者，牛黄丸，紫雪丹，局方至宝丹亦主之”；我认为，此“亦主之”寓有联用之义；临床以三宝联用治疗乙脑重症，疗效堪称满意。

温为阳邪，最易耗伤阴津。故温病虚证多为阴津不足，及由此导致阳气欲脱。因此，吴氏对温病危症的抢救，亦反应在补其耗竭的阴津和救其欲脱之阳气。如暑邪久热，神识不清，阴液元气两伤者，三才汤主之。并指出，如欲复阴者，加麦冬、五味子；如欲复阳者，加茯苓、炙甘草。

柳宝诒云：“胃为五脏六腑之海，位居中土，最善容纳，邪热入里则不复他传。故温热病热结胃腑，得攻下而解者，十居其六七。”《素问·六微旨大论》云：“出入废，则神机化灭；升降息，则气立孤危。"吴氏对温病热结胃腑，不得大便所致之危急重症，十分重视泻下法在抢救中的应用。指出，其因不出热结、液干二者之外。根据其"阳明温病，下之不通"的实践，总结了使用下法的经验：腑实而正不虚者，单以承气汤攻下；腑实而兼他邪者，则不可单行承气，当据其不同兼证以承气汤加味攻下，如加减桃核承气汤、承气合小陷胸汤、宣白承气汤、导赤承气汤等；腑实而兼正虚者，则补泻合用，如新加黄龙汤、护胃承气汤、增液承气汤等。

吴氏在温病危急重症的抢救中，还善于将补泻两法结合起来，对正虚邪实而危殆者，投之每奏殊功。除上述下法中补泻合用外，如暑邪深入厥阴，下利血水，声音不出而上下格拒者，此土败木乘，正虚邪炽，最危之候。吴氏以酸苦泄热，辅正祛邪之法，与椒梅汤治之，可冀其转关耳。

四、症急宜运筹，施治勿倒乱

急症来势急，变化快，病变多不单一，因果关系复杂。吴鞠通有感于此，强调要善察病情，毫无差忒，做到临证细参、心目了然，使其抢救措施勿致倒乱。否则，不循先后缓急之法，病东药西，治上犯下，治中犯下，彼此混肴，治不中窾，遗患无穷。

首先，在急症多层次的病理关系及变化中，要把握其症结所在，以确定针对性抢救措施。如太阴温病气血两燔者，吴氏选用张景岳玉女煎。但其病位在太阳，故去牛膝之趋下；改熟地为细生地，取其轻而不重，凉而不温之义；且细生地能发血中之表，深符入营犹可透热转气之旨。对痉厥神昏，舌短烦躁，须明辨手足厥阴之分。如手少阴证未罢者，须先与牛黄、紫雪辈开窍搜邪，再与复脉汤存阴，三甲潜阳；若邪闭心包，内窍不通，而又阳明大实不通，有消亡肾液之虞者，其治不可少缓须臾，故以牛黄承气汤两少阴合治法。而当温病误用升散，脉结代，其脉两至者，重与复脉，虽有他证，后治之。

吴氏对温病急症的抢救，常巧妙地采用综合性的治疗措施，反应在剂型上有汤、丸、丹、散等不同。而它们的相须为用又各有法度，如牛黄丸有用人参汤、银花薄荷汤送服和生大黄末调服的不同。吴氏对燥久伤肝肾之阴，上盛下虚，甚则痉厥的治疗三方，有由浅入深的不同。其定风浓于复脉，皆用汤，从急治；专翕大生膏多用血肉有情之品，熬膏为丸，以缓治。暴虚易复者，则用二汤；久虚难复者，则用专翕。吴氏认为，治病用药必中病而后可，病重药轻，久治不愈，反生疑惑；若病轻药重，伤及无辜，又系医者之大戒，对急症的抢救亦不例外。故对抢救急症之方剂的药物加减和剂量大小亦当临证细推，不可泛议。如抢救太阴温病之化源欲绝，根据其脉象浮大而散和散大的不同，前者用白虎加人参汤，后者则倍用人参。

五、临证多观察，护理以应变

由于急症变化迅速，生死攸关，故吴氏重视对温病急症的护理。首先，吴氏强调仔细观察病情变化，为辨证治疗提供可靠的依据。如阳明温病之通体皆厥、神昏、不大便七八日以外，通过临床观察发现其目赤、小便赤、腹满坚、喜凉饮，则为火极似水，热极而厥之证，治当以大承气汤。吴氏还特别重视对脉象的监护。如太阴温病，脉象洪大、浮大而芤、散大等，往往反应了病情危重的不同程度。同时，对病情的观察，对急症预后的判断亦有重要意义。如服复脉汤后，舌上津回则生；而太阴温病，若吐粉红血水者死不治，血从上溢，脉七八至以上，面反黑者死不治。其次，吴氏还重视药物的正确服法，尤其强调通过对服药后的病情变化的观察，决定其抢救治疗措施的继续和中止。如对应下失下，证虚不能运药者，治以新加黄龙汤：当以水八杯，煮取三杯，先用一杯，冲参汁五分，姜汁二匙，顿服之；如腹中有响声，或转矢气者，为欲便也，候一二时不便，再如前法一杯；候二十四刻不便，再服第三杯；如服一杯即得便，止后服，酌服益胃汤一剂，余参或可加入。

六、急症始化夷，余邪要防范

叶天士云："炉烟虽熄，灰中有火。"说明温病危笃症抢救好转之后，常有余邪未尽。如不注意防范，还会复作。《吴鞠通医案·卷一·中燥》张女案，因燥金之气直入里致厥逆，经通脉汤加味治之本愈，但因次日食粥太早，腹中宛如前症，即是其例。《吴鞠通医案·卷一·冬温》张案指出，抢救成功后，仍须清淡数日，无使邪复。其清淡之法，首先在药物治疗方面，当以甘寒苦寒合法，以一面养阴，一面清邪。吴氏认为，此以甘润益下以治虚热，少复苦味以治不尽之实邪。盖甘得苦则不呆滞，苦得甘则不刚燥，和而成功也。其次，要注意合理饮食。如阳明温病，下后热退，不可即食，待周十二时后，缓缓与食，先取清者，勿令饱，饱则必复，复必重也。

学术探讨

《景岳全书》痢疾证治探要

《景岳全书》对痢疾的论述，重视寒邪犯中致痢的病因病机，突出寒热虚实的辨证，治疗反对贸然苦寒攻逐，强调温中调气。这对目前病人恃以电扇、空调贪凉，恣食冰冻冷饮，忽视寒邪伤人致痢，以及医者率以白头翁汤辈通治之弊，不乏现实意义。兹探讨于后。

一、痢因饮食人事，勿囿暑热天时

痢疾之病多发于夏秋之交。因此，历代医家多认为乃炎暑大热，相火司令，酷热之毒蓄积而成。故有痢疾因于暑，其证为热之说。景岳认为，胃阳强盛之人，因得湿成热患痢者诚有之，但是，人之慎疾者，虽经盛暑不犯寒凉，则终无泻痢之患。有鉴于此，景岳指出，时值暑热，因热贪凉，乃人之常事，过食生冷者，致痢多见。特别是脾肾本弱之人，更是随犯随病。他说："此其病在寒邪不在暑热，病在人事不在天时。"并反复强调"口不受寒，痢从何得"。指责时医分析痢疾病因病机，只见夏令之暑热，不见病人之脏寒，乃"大谬之言也，不可信之"。

二、详察色痛渴尿，明辨寒热虚实

景岳对痢疾的辨证，要在对大便颜色，腹痛，口渴，以及小便等病情的详察。景岳认为，痢之纯血鲜红者多热证，紫红紫白者少热证，纯白者无热证；然有以无红而亦因热者，紫红虽多而不可言热者，临证当必以脉色形气病因兼而察之，庶不致有疑似之误。痢疾之腹痛，食积者必多胀满坚硬，或痛而拒按；火邪之痛必内有热证；而无实热等证者则总属虚寒，故不得言痛皆实证。又凡泻痢之证，因其水泄于下，必津涸于上，故不免于渴，渴而欲饮，正以内水不足，欲得外水以相济也。景岳力戒但见口渴即认为火的偏见，指出有火者固能渴，无火者亦能渴，而火盛于中者，渴必酷好冰水，多而不厌；凡口虽干渴欲喜凉饮，而复不喜凉饮，是寒聚于中而无根之火浮戴于上，关键在视其喜热喜凉即可辨其寒热。此外，痢疾之证，小便必多不利或多黄赤，此其寒热虚实，大有关系，不可不察也。凡因于热者，必多涩痛；但察其三焦无火，则虽黄虽涩总皆亡阴亡液之证，不得通以热论。

总之，景岳强调，凡治痢疾，最当察虚实辨寒热，此泻痢中最大关系，若四者不明，则杀人甚易也。

三、慎用寒凉苦泄，治法擅用调气

景岳认为：痢疾以寒治而愈，亦可以通利而愈，而此辈极少，但以胃虚阳弱而因寒伤脏者，此辈极多。进而批评当时医生：“只见此时之天热，不见此时之脏寒，但是痢证，开口便言热毒，反以寒凉治生冷，其死者不可胜言也。”故其主张治痢重在温脾，甚则补肾，而慎用寒凉攻逐。如为生冷所伤而暴痢者，用抑扶煎（厚朴、陈皮、台乌、猪苓、泽泻、炙甘草、干姜、吴茱萸）等略祛寒滞；脾肾虚弱之人犯生冷致痢者，宜佐关煎（厚朴、陈皮、山药、扁豆、炙甘草、猪苓、泽泻、干姜、肉桂）温其脾气。痢之噤口不食，为最危之候。景岳认为，其虽亦有实热证，而惟脾胃虚寒者居多，其食不能入者，乃脏气不能容受也。故脾气弱者，以人参、白术、干姜、甘草之属健中焦；肾气弱者，以熟地、附子、吴茱萸、肉桂之属，使其脾肾强而食自入。景岳亦认为：对痢疾之因于湿热者，可用黄芩芍药汤（黄芩、白芍、甘草），热甚者宜大分清饮（茯苓、泽泻、木通、猪苓、栀子、枳壳、车前子）。但是强调指出：用此等药若数剂不效，便当思顾脾肾矣。如有实邪胀痛坚满而脉证俱实者，亦可先去其积，积去其痢自止，宜承气汤。不过，景岳告诫说：凡用此苦寒攻逐，必须确审，然后用之。

景岳还指出：对痢疾之里急后重，凡欲治此者，但当以治痢为主，盖痢止则后重自止，未有痢不愈而后重能愈者也。但是亦当使用调气法，调气则后重自除。景岳深谙此法，说：“调气之法，如气热者凉之则调，气寒者温之则调，气虚者补之则调，气陷者举之则调，必使气和。”痢疾之腹痛因邪实于中者，必多气逆。故凡治痛之法，无论是火是食，皆当以行气为先，但宜察药性之寒热择而用之。如腹痛之属虚寒者，当于温补中稍加木香以顺其气，俟痛稍减则去之，恐木香之耗气也。痢疾之津伤口渴者，亦当补气，指出气为水母，其有气虚不能生水者，不补其母，则水不能生，而渴不止也；土为水主，其有脾虚不能约水者，不强其主则水不能蓄，而渴不止也。使能不治其渴而治其所以渴，又何渴病之有。

叶天士络痛证治初探

叶天士，清代著名中医学家，著《临证指南医案》（以下简称《指南》）。

痛证是临床常见病证，中医学对其机理论述不出不通则痛、不荣则痛两端。叶天士提出久痛必入络的理论，从络脉与痛证关系方面对痛证的病因病机、辨证论治进行论述，对临床治疗痛证颇多裨益。我搜集整理其《指南》中关于络痛证治的内容，分述于下。

一、络痛病机，皆属络中不通

关于络痛的机理，叶氏有感于古人谓通则不痛，强调指出痛则不通。何者不通？叶氏认为，积伤入络，气血皆瘀，则流行失司，久痛必入络，气血不行。可见，络之痛全在于络中之气血不通。然而，究其络中气血不通之由，简言之则又有虚实寒热四端。诚如《指南·诸痛》华玉堂注云："络中气血，虚实寒热，稍有留邪，皆能致痛。"

1. 虚　络虚则痛。经主气，络主血。络虚致痛主要是络中血虚，络脉失养，荣运失畅而不通，故《指南·肩臂背痛》沈案云：汗出失血，背痛，此为络虚。《指南·胃脘痛》费案云：初病气伤，久泄不止，营络亦伤，古谓络虚则痛也。亦有下焦肝肾精血不足，络虚络脉不宣所致；《指南·腰腿足痛》汪案云：下焦空虚，脉络不宣，所谓络虚则痛是也。应当指出，络虽主血，但血中有气。故络虚亦赅络中阳气不足，不能荣运温煦络脉而络痛。《指南·胃脘痛》张案云：胃痛乃阳微不司外卫，脉络牵掣不和。《指南·胃脘痛》尤案云：其痛乃因胃之络脉受伤，当阳气渐衰而来。

2. 实　实乃络中气血壅阻不通而痛。《指南·胃脘痛》高案云：胃痛久乃血络瘀痹。《指南·胁痛》王案云：久痛在络，气血皆窒。络中气滞湿阻酿痰，加重血瘀，致气血痰瘀壅阻络脉而痛。《指南·胃脘痛》席案云：经几年宿病，痛必在络，痰因气滞，气阻血瘀作痛。《指南·胃脘痛》姚案亦云：胃痛久而屡发，必有凝痰聚瘀。亦有外邪入犯络脉不通而痛者，《指南·痹》王案云：风湿雨露从上而受，流入经络，与气血交混而致痹痛。《指南·痹》

某案云：湿痹，脉络不通。此外，肝阳、肝风犯络亦令络痛。《指南·胃脘痛》张案云：此心下痛，乃肝阳直犯胃络。《指南·胁痛》黄案云：左胁骨痛，乃肝风内震入络。

3. 寒　《素问·举痛论》曰："痛者寒气多也，有寒故痛也。"寒主收引，寒邪侵犯络脉，致络脉拘急不通而痛。《指南·胁痛》郭案云：痛乃寒入络脉。亦有阳气不足，寒从内生，脉络失之温煦而痛者。《指南·胁痛》沈案云：其左胁下痛，乃营络虚寒。

4. 热　邪热干犯络脉，致络脉气血不宣而痛。《指南·痹》吴案云：风湿化热，蒸于经络，周身痹痛。《指南·痹》石案云：脉数右大，温渐化热，灼及经络，气血交阻而为痹痛。《指南·痹》宋案云：下焦痛起，乃因湿热混处血络之中。《指南·痹》某案云：筋骨疼痛，乃因瘀热入络所致。

应当指出，导致络痛的虚实寒热四因不是单一为患的。久病络中气血虚，常导致邪气干络，致络痛之因常呈寒热错杂、虚实互见。《指南·胃脘痛》顾案云：久病络脉空隙，厥阳气热，因情志郁勃拂逆，气攻乘络，以致胃痛。《指南·头痛》朱案云：此头痛，胃络必虚，中焦气馁，肝风阳扰所致。《指南·腹痛》华案云：此腹痛，系络空，饮气逆攻入络。

二、络痛辨证，须分气血阴阳

络痛的临床表现十分复杂。怎样把握其辨证要领呢？叶氏强调说："夫痛则不通，通字须究气血阴阳。"指出这便是望诊要旨矣。明确了络痛辨证贵在辨别气血阴阳，其为络痛的辨证纲领。

1. 气分辨证　络痛的气分辨证，主要指肝气不疏，横逆犯中，致胃气失于和降，甚则上逆。《指南·胃脘痛》吴案云：肝气横逆侮土，久病入络之胃痛，食仓痛发，呕水涎沫，大便忽闭忽溏，患处漉漉有声。《指南·胃脘痛》顾案指出：肝厥胃痛，痛引背胁，呕逆不能进食。《指南·胃脘痛》陈案云：肝木侵犯胃土之胃痛，饱食动怒痛发，呕吐。《指南·胃脘痛》盛案云：血中之气所致胃痛，肠中泄气则安。

2. 血分辨证　络痛之血分辨证，主要指血瘀阻络不通而痛。《指南·胃脘痛》潘案云：瘀血积于胃络之胃痛，痛而拒按，经事不至，寒热，呕恶不纳，脉弦涩。血瘀亦可滞气而为气滞血瘀络痛。《指南·胃脘痛》王案云：久病在络，气血皆窒之胁痛，左前后胁板著，食后痛胀。《指南·胁痛》沈案云：久病已入血络之胁痛，进食痛加，大便燥结。由肝气横逆犯胃致络瘀作痛，《指南·胃脘痛》王案云：因肝脏厥气，乘胃入膈，致脘痹而痛，当病在血络中者，痛缓，夜深复炽，前后心胸板掣，脉左数。《指南·胁痛》汪案云：嗔怒动肝，血络瘀痹之胁痛，左季胁痛，难以舒转，痛有动跃之状，伴寒热。瘀血络痛可发黄，《指南·诸痛》陈案云：血络瘀痹之久痛，发黄，非疸也。久病血瘀，瘀从便下（《指南·胁痛》汪案），故瘀血络痛可有出血证。《指南·胁痛》朱案云：肝络凝瘀胁痛，须防动怒失血。《指南·胁痛》汪案云：对血络瘀痹之胁痛，当防有见红之事。《指南·腹痛》毕案云：郁伤肝脾，络血凝瘀之腹痛，大便色黑。

3. 阴分辨证　络痛的阴分辨证，有阴气盛和阳气虚之别。络痛之阴气盛者，乃寒湿痰饮阻络所致。《指南·痹》鲍案云：风湿客邪，留于经络，致上下四肢流走而痛。《指南·痹》某案云：寒湿滞于经络，则身半以下筋骨不舒，二便不爽。《指南·疝》朱案云：浊阴聚络之少腹结疝，睾丸偏坠。《指南·胁痛》郭案云：寒入络脉之胁痛，痛必右胁中有形攻心，呕吐清涎，周身寒凛。《指南·心痛》谭案云：病在络脉之脾厥心痛，当心痛引背，口涌清涎，肢冷，气塞脘中。络痛之阳气虚者，轻则为营气不足。络主血，血为营气所化，营气即血中之气。《指南·肩臂痛》徐案云：营虚脉络失养之肩臂背痛，痛时筋挛，绕掣耳后，左脉忽见芤涩。《指南·肩臂背痛》涂案云：络虚之肩臂背痛，痛起肩胛，渐入环跳髀膝。《指南·肩臂背痛》邹案云：阳明脉衰而当通补脉络之肩臂背痛，肩胛筋缓，不举而痛。络痛之阳虚者，络痛之发作或加重有时。《指南·胃脘痛》张案云：阳微不司外卫，脉络牵掣不和之胃痛，夏秋不发，当冬寒骤加。《指南·胁痛》尤案云：胃之络脉受伤，当阳气渐衰而来，其胁痛之发，必由下午黄昏。阳虚疼痛多喜热食和揉按。《指南·腹痛》华案云：络空，饮气逆攻入络之腹痛，食辛热止腹痛。《指南·胃脘痛》费案云：初病气伤，营络亦伤之胃痛，得食自缓。《指南·胁痛》沈案云：营络虚寒之左胁下痛，食入则安。《指南·胁痛》朱案云：阴络虚痛，重按得热少缓。叶氏还指出，阳虚脉络中气血不行，其痛发必恶寒逆冷，暖护良久乃温（《指南·痹》唐案）。此与血络仍然锢结，营卫之气失司之痛，形体畏寒怯冷不同（《指南·诸痛》章案）。

4. 阳分辨证　络痛之阳分辨证，当别阳气盛与阴血虚。阳气盛络痛。《指南·头痛》朱案云：肝风阳扰，胃络必虚之头痛，就凉则安，遇暖必头痛筋掣，食进不甘。《指南·胃脘痛》张案云：肝阳直犯胃络之心下痛，久则液枯气结成格。《指南·胁痛》黄案云：肝风入络之左胁骨痛，易饥呕涎。阴血虚络痛，《指南·心痛》朱案云：营络伤致急心痛，重按痛势稍缓。《指南·肩臂背痛》沈案云：络虚之背痛，汗出失血，脉芤。《指南·腰腿足痛》汪案云：络虚之腰髀环跳悉痛，烦劳即发，脉涩。《指南·胁痛》黄案云：肝胃络虚之左胁痛，心嘈如饥，便燥少血。《指南·痹》方案云：劳怒动肝，内风灼筋，且病在脉络者，跗臁痹痛，暮夜为甚，面赤痰多，大便不爽，左脉弦大。

叶氏络痛辨证，对气血阴阳之究，要辨虚实。盖气有气虚气实（滞逆），血有血虚血瘀，阳有阳盛与阴虚，阴有阴盛与阳虚，已如上述。因此，究气血阴阳，实寓虚实于其中，且常为虚实夹杂。如血虚亦可致瘀，《指南·胃脘痛》高案云：血络瘀痹之胃痛，脉虚涩。

三、络痛治则，首重辛香通气

针对络痛的机理在于痛则不通，叶氏认为，其治疗大法在于通则不痛。如何通？叶氏指出，病在络脉，例用辛香，当辛以通之。这是因为，非辛香无以入络，辛香流气，气辛则通。怎样通？叶氏强调，通字须究气血阴阳。即用辛通法治疗络痛，当辨其络痛之属气血阴阳及虚实，因而施治，才能层分缕析，用药精当而勿杂多歧，治中肯綮。如不究气血阴阳，纯粹一味寒温消克，理气活血，叶氏批评这是未能讲究络病功夫。

1. 通络首分气血　经主气，络主血。但是，气中有血，血中有气，二者是互相依存，不可分割的。因此，通络首分气血。治气者，《指南·胃脘痛》盛案云：胃痛数年，痛必入络，治在血中之气。其治法，如《指南·胃脘痛》汪案云：痛已入胃络，姑与辛通法。治血者，《指南·胃脘痛》高案云：血络瘀痹之胃痛，治在血分。其治法，如《指南·胃脘痛》潘案云：瘀血积于胃络，议辛通瘀滞法。《指南·胁痛》朱案云：肝络凝瘀胁痛，宜旋覆花汤加归须桃仁柏仁。但是，久痛入络多属气血瘀痹，《指南·诸痛》许案云：痛为脉络中气血不和。故通络时理气与活血又不可截然分开。其治法，如《指南·胁痛》王案云：久病在络，气血皆窒，当辛香缓通。《指南·胃脘痛》秦案云：络中血瘀，经气逆，其患总在脉络中痹窒耳，用缓逐其瘀一法。《指南·腹痛》毕案云：此郁勃伤及肝脾之络，致血败瘀留，议以辛通润血。叶氏强调，在使用活血化瘀时，要遵循久病当以缓攻，不致重损的原则。

2. 实证通络，当分阳盛阴盛　络痛之阳盛证，其治疗如《指南·痹》吴案云：风湿化热，蒸于经络之周身痹痛，用生石膏、杏仁、川桂枝、苡仁、木防己。《指南·痹》石案云：温渐化热，灼及经络之痹痛，用川桂枝、木防己、杏仁、生石膏、花粉、郁金。《指南·痹》某案云：瘀热入络之筋骨疼痛，应夜服蒺藜丸。《指南·胃脘痛》张案云：肝阳直犯胃络之心下痛，用金铃子、延胡索、黑山栀、淡豆豉。

络痛之阴盛证，其治疗如《指南·胁痛》郭案云：寒入络脉，以辛香温通法。《指南·积聚》曹案云：阴邪聚络，脉络凝痹，其治大旨以辛温入血络治之。《指南·痹》某案云：湿痹，脉络不通，通阳宣行以通脉络。《指南·心痛》谭案云：脾厥心痛，例用辛香。

3. 通补亦分阴血虚阳气盛　针对络虚则痛的机理，叶氏指出治当通补络脉，并强调通补为宜，守补为谬。所谓通补，在用黄芪、白术、当归等补益气血时，佐以活血化瘀、祛风除湿等辛香流气之品，即初补气血之中，必佐宣行通络之治。叶氏对络虚痛证，其治又当辨别阴血虚与阳气虚。络痛属阴血虚者，其治如《指南·胁痛》汪案云：络虚则热，当甘缓理虚。又胡案云：治虚亦主甘缓。盖病既久，必及阳明胃络，议用甘药，少佐摄镇。叶氏还认为，阴血虚之络痛，此皆操持太甚，损及营络，久痛津液致伤也，症固属虚，但参术归芪补方，未能治及络痛，强调宜辛甘润温之补，当议通血络润补，勿投燥热劫液。叶氏还强调，久病已入血络，兼之神怯瘦损，辛香刚燥，决不可用。络痛属阳气虚者，其治如《指南·胃脘痛》顾案云：营虚胃痛，进以辛甘。《指南·胃脘痛》张案：阳微不司外卫，脉络牵掣不和之胃痛，治当急护其阳，用附子桂枝汤。《指南·疝》朱案云：厥阴三疟久延，邪攻肝经络脉之急窜绕阴器筋痛，治宜温肾宣肝法。《指南·胃脘痛》费案云：初病气伤，久泄不止，营络亦伤之胃痛，治当以辛甘温方。《指南·胁痛》沈案云：营络虚寒之左胁下痛，用当归桂枝汤加肉桂。《指南·胃脘痛》尤案云：胃之络脉受伤，脘痛发于下午阳气渐衰之时，用辛温通络法。叶氏认为，大凡药饵先由中宫以布诸经，中焦为营气之本，营气失养，转旋自钝。因此，对络痛的阳气虚证，还可用健中益气以通补之。由于阳气虚证是始于伤阴，继则阳损，所以络痛阳气虚证当含阴血虚。故络痛至此，不专草木微功，当议有情温通，以培生气。同时，叶氏针对络痛阳虚证，指出凉剂不应，营气不受辛寒，虚质不可专以辛香，辛香破气忌进，原非香蔻劫散可效，应忌一派苦寒劫营络。还指出，对络空冷乘，阳气久虚之质，不可因痛，再以破泄真气。络虚不足中之有余之痛，不可纯攻。对络虚留邪，当和正祛邪。

4. 重视运用虫类药及以奇经通补络脉　叶氏通络喜用虫类药。《指南·积聚》王案云：其通络方法，每取虫蚁迅速飞走诸灵，俾飞者升，走者降，血无凝著，气可宣通。《指南·头痛》史案云：藉虫蚁血中搜逐，以攻邪结。但使用虫蚁药时当注意，如久病延虚，攻邪须兼养正。叶氏还从奇经通补络脉，《指南·诸痛》云：肝肾下病，必及奇经八脉。《指南·痹》宋案云：湿痹之症失治，先通营络，参之奇经为治。《指南·痹》唐案云：对脉络之痹证，当从阳维阴维论病，二维调和，诸脉周流，痛愈在望。此外，叶氏还间用针刺以宣通脉络（《指南·痹》吴案）。

5. 病久入络以缓调为宜　叶氏还强调：病入血络，仓卒难于奏效，是缓调为宜。同时，当邪与气血两凝，结聚脉络，则药难入络耳，痛久入络，不易除根。因此，除坚持适宜的药物治疗外，当注意怡情开怀，才能疗效弥彰。否则，情怀忧郁，永不能痊。凡此种种，后学借鉴之处甚多。

参考文献

[1] 王振国. 久病入络与《内经》络的含义异同. 中医杂志，1989，30（1）：57

[2] 雍履平. 叶天士通法治痛探析. 中医杂志，1990，31（1）：14

[3] 赵川荣. 通补法在叶案中的应用. 山西中医，1994，10（2）：5

[4] 李才元. 浅谈叶天士治疗杂病的经验. 甘肃中医，1994，7（1）：7

[5] 王振国. 久病入络，宿邪缓攻. 中医杂志，1995，36（3）：138
[6] 王春才. 叶天士通法治痹探析. 四川中医，1993，11（4）：9
[7] 江与良. 叶天士奇经辨证用药规律初探. 四川中医，1995，13（5）：4
[8] 衡先培，张发荣. 叶天士络病初探. 成都中医药大学学报，1995，18（3）：5

叶天士健中通络法探讨

叶天士著《临证指南医案》(以下简称《指南》)书中通络止痛法，是临床治疗的一大特色，有极大的学术价值。兹将其中的健中通络法探讨于后。

健中通络法，肇始于仲景。《金匮要略·血痹虚劳病脉证并治第六》曰："虚劳里急，悸，衄，腹中痛，梦失精，四肢烦疼，手足烦热，咽干口燥，小建中汤主之。"此乃中焦脾胃衰弱，阴阳气血亏虚之证。血亏络脉失养而挛急，气虚帅血乏力而络滞，故腹中痛、四肢烦疼。小建中汤既有饴糖、桂枝、炙甘草、生姜、大枣之辛甘化阳；复有芍药、饴糖、炙甘草、生姜、大枣之酸甘化阴；桂枝，《长沙药解》说其"通经络而开痹涩"，张寿颐说其"宣通经络"；白芍，《名医别录》曰"通顺血脉……散恶血，逐贼血"。

故本方温中补虚，活血通络。药后脾胃阳气振奋，气血化生有源，气血充裕，络痹顿通，其腹中痛、四肢烦疼遂愈。故本方实为健中通络之滥觞。

叶氏考仲景于劳伤血痹诸法，结合自己的实践，发展了健中通络法。《指南·痹》王案曰：中焦为营气之本，营气失养，转旋自钝。指出中焦营气亏虚不能布经通络而络痹疼痛的机理。同时，该案又指出：大丸药饵，先由中宫以布诸经。那么，对中焦亏虚，络脉痹阻之疼痛，应当怎样治之，才能使药的功用由中宫以布诸经而止其络痛呢？《指南·肩臂背痛》徐案，从“此营虚络脉失养……前法清络，凉剂不应”的治疗中，得出了营虚不受辛寒的禁忌。《指南·诸痛》黄案还指出：络虚，但辛香破气忌进。叶氏还从《指南·心痛》朱案的治疗实践中观察到，苦辛燥劫伤营络。故在《指南·三消》王案中指出：营络虚热，故苦寒莫制其烈。又《指南·肩臂痛》邹案指出：对阳明脉衰之痛，治疗莫进攻风。《指南·腹痛》吴案中，对络空冷乘，阳气久虚之腹痛，强调不可因痛，再以破泄真气。《指南·疝》陆案又提出：疟母，邪与气血两凝，结聚络脉，虚质不可专以辛香。叶氏从大量的临床实践中，总结了补益中焦，活血通络的健中通络法。《指南·肩臂背痛》邹案，对阳明脉衰之痛，指出治当通补脉络。《指南·胃脘痛》戴案进一步强调说：通补为宜，守补则谬。如何通补？《指南·痹》吴案解释说：补气血之中，必佐宣行通络之治。至于补，《指南·胁痛》汪案说：络虚则热，当甘缓理虚。故叶氏健中通络法，健中常用人参、黄芪、白术、炙甘草，改建中汤之饴糖。《本草思辨录》说饴糖“嫌其滞中”，此与通补有悖，故叶氏去之。养血活血通络，每用当归、白芍、防风、桂枝木、姜黄、桑枝、羌活等。可见，叶氏健中通络法较之小建中汤，其健中之力更捷，通络之功亦更胜一筹。

此外，叶氏在《指南·痹》俞案中还对络虚留邪之痹，提出了和正祛邪的治法；《指南·胁痛》胡案，对病既久，必及阳明胃络之肝胃同病，指出其治疗仍议用甘药，但少佐摄镇等，都丰富了健中通络法。

医案举例

刘某，女，40岁。1992年12月7日初诊。肢节酸痛5年，发作半月，加重1周。经前医以祛风除湿，强筋壮骨治之寡效，延诊于余。5年前，因感受风寒湿邪，致关节疼痛不已，遇冷尤甚。屡服祛风散寒除湿中药，疼痛稍缓。近年来发作频繁，肢体关节酸痛，肌肤麻木，伴面色萎黄，短气懒言，月经愆期，量少色淡，口中和，二便如常，苔薄白，舌质淡，脉细。此属中焦亏虚、气血不足、络脉痹阻所致之痹证。治取叶氏健中通络法。处方：党参18g，黄芪、威灵仙、苡仁各24g，白术15g，桂枝、当归各12g，姜黄、白芍、谷芽、麦芽各20g，桑枝30g，炙甘草5g。每日1剂，水煎服。服5剂后，肢节酸痛好转。再服12剂，患者精神好转，关节疼痛遂愈。复以归芍六君子汤加减调理半月，随访 1 年未作。

按：本例初为感受风寒湿邪，频投祛风散寒除湿之品，损及中州。中州脾胃为气血生化之源，脾胃戕伤，气血亏虚，则络脉失养，血滞络脉，致肢体关节疼痛不愈。以健运中焦，活血通络治之。方中党参、黄芪、白术、当归、白芍、谷芽、麦芽等健补中焦，补气养血；以桂枝、姜黄、桑枝、威灵仙、苡仁活血通络：炙甘草调和诸药。药后中州振奋，气血充沛，络脉得养，络痹遂通，故肢节疼痛霍然。

叶天士通络止痛法探讨

通络止痛法，是对络病疼痛的治疗方法。络痛发生的机理，《指南・诸痛》李案指出：积伤入络，气血皆瘀，则流行失司，所谓痛则不通也。针对络痛之痛则不通的机理，《指南・痹》宋案云：惟通则留邪可拔耳。故《指南・胁痛》汪案中强调通则不痛矣。叶天士因此制定了通络止痛法。

叶氏考仲景于骨伤血痹诸法，对《指南・诸痛》庞案之络虚则痛，用炒桃仁、青葱管、桂枝、生鹿角、归尾治之；并指出此旋覆花汤之变制也，去旋覆花之咸降，加鹿角之上升，方中惟有葱管通下，余俱辛散横行，则络中无处不到矣。可见叶氏治络痛之法，是颇得仲景心传的。

《内经》云："经主气，络主血。"《指南·胃脘痛》高案指出：脉虚涩，胃痛久，治在血分。故通络必当活血。但是，一方面气与血是相互依存的，气中有血，血中有气；另方面，经中之气可以影响络中之血，络中之血亦可影响经中之气。故《指南·诸痛》陈案云：久痛必入络，气血不行。《指南·胃脘痛》秦案云：络中血瘀，经气逆，其患总在络脉中痹塞耳。因此，通络活血还当兼顾气分。诚如《指南·胃脘痛》盛案指出：胃脘痛，数年痛必入络，治在血中之气。《指南·胁痛》王案进一步说：久病在络，气血皆窒，当辛香缓通。叶氏在《指南·积聚》王案中有感于"寒温消克，理气逐血，总之未能讲究络病功夫"，并体会到"医不明治络之法，则愈治愈穷矣"（《指南·诸痛》庞案）。

叶氏通络止痛，概括为下列八法。

一、辛香通络法

《指南·心痛》谭案云：病在络脉，例用辛香。叶氏对寒湿入络之疼痛，用辛香通络法，即以辛香药物散寒除湿，理气活血，通络止痛。诚如《指南·胃脘痛》姚案云：气辛则通。《指南·疝》林案云：非辛香无以入络，辛香流气，所称通则不痛耳。《指南·积聚》

曹案对阴邪聚络者，大旨以辛温入血络治之。叶氏本法散寒用良姜，甚或官桂、附子；理气选用丁香、厚朴、橘核、川楝子、小茴香、青皮；活血用姜黄、桂枝、玄胡、桃仁、当归。如寒夹湿邪，选用苍术、草果、茯苓、白术、苡仁、萆薢；如寒湿夹秽浊物，均不离辛香之旨。

二、辛润通络法

《指南·胁痛》沈案指出：久病已入血络，兼之神怯瘦损，以其辛香刚燥，更耗营血，故决不可用。因此，叶氏对寒邪入络化火耗伤阴血，且络中气滞血瘀之络痛，用辛润通络法。《指南·腹痛》毕案云：此郁勃伤及肝脾之络，致血败瘀留，议以辛通润血。《指南·诸痛》汪案亦云：痛入血络，仓卒难于奏效，是缓调为宜，议通血络润补，勿投燥热劫液。此外，津血同源，对久痛津伤亦用本法。《指南·胁痛》程案云：此皆操持太甚，损及营络，久痛津液致伤也，宜辛甘润温之补。叶氏辛润法常选用桂枝木、桃仁、归须，伍以旋覆花、新绛、葱管等理气而不燥之品；或伍以穿山甲、生鹿角等血肉有情之品；或伍以姜黄，佐以柏仁润燥等。

三、逐瘀通络法

《指南·胃脘痛》秦案云：络中血瘀，经气逆，其患总在络脉中痹窒耳，用缓逐其瘀一法。因此，叶氏对气血痹塞脉络所致之疼痛，用逐瘀通络法。但是，《指南·诸痛》李案指出：对积伤入络，气血皆瘀之久病，其治当以缓攻，不致重损。此外，还应注意实中有虚。《指南·疝》郁案云：络虚气聚，乃络虚不足之中有余，形质瘦怯，不可纯攻。叶氏此法用药，以活血化瘀为主，如桃仁、玄胡、蒲黄、五灵脂、当归、姜黄、桂枝、蜀漆、降香等。由于络中血瘀致经气逆，故须配以理气药，叶氏常选用香附、白蒺藜、小茴香、木香、川楝子等。为了增强逐瘀之效，亦可酌伍蜣螂虫、蜜虫、穿山甲等药。

四、虫类搜剔通络法

《指南·痹》某案云：邪留经络，须以搜剔动药。又某案云：寒湿滞于经络，若非迅疾飞走，不能效。寒湿滞于络脉所致之疼痛，其证顽固，非一般散寒除湿通络药可以取效，故用虫类搜剔通络法。《指南·积聚》姚亦陶评论曰："初为气结在经，久则血伤入络。辄仗蠕动之物，松透病根，是又先生化裁之妙。"其具体用法，《指南·积聚》王案："每取虫蚁迅速飞走诸灵，俾飞者升，走者降，血无凝著，气可宣通。"《指南·头痛》史案云："藉虫蚁血中搜逐，以攻通血结。"但是，又强调久病延虚，攻邪须养正，故不可纯以虫蚁药。叶氏攻通用全蝎、地龙、穿山甲、蜣螂虫、蜜虫、蜂房等；养正则多用补血活血之品，如当归、川芎等。

五、健中通络法

《指南·痹》王案：中焦为营气之本，营气失养，旋转自钝；大丸药饵，先由中宫以布诸经。故叶氏对中焦营血亏虚不布诸经，致络脉失养之络痛，其治健运中焦，使营气充沛，帅血通络以止痛。这就是健中通络法。《指南·肩臂背痛》邹案曰：对此阳明脉衰之痛，治当通补脉络。《指南·胃脘痛》戴案强调：通补为宜，守补则谬。如何通补？《指南·痹》吴案：对邪留正痹之筋纵痛甚，初补气血之中，必佐宣行通络之治。《指南·痹》俞案还对络虚留邪之痛提出了和正祛邪的治则。至于补，《指南·胁痛》汪案说：络虚则热，当甘缓理虚。叶氏健中常用人参、黄芪、白术，养血活血常用当归、白芍、桂枝、姜黄、炙甘草，以及防风，桑枝、羌活等药。

六、温肾宣肝通络法

经云：经主气，络主血。络得血之濡养而不痛，全赖肝气之疏泄条达。而肝气之宣泄，仰仗肾阳之温煦。如肾之阳气不振，肝失疏泄，络脉瘀滞不通而痛，叶氏治以温肾宣肝通络法。《指南·疝》陆案指出：疟不离乎肝胆，疝不离乎肝病。《指南·疝》朱案云：厥阴三疟以延，邪攻肝经络脉，少腹痛渐硬，虽少壮，不可专于泄气，温肾宣肝为急。叶氏本法，温肾用苁蓉、枸杞；

宣肝用养血活血之品，如当归、穿山甲、全蝎、小茴香等。当然，温肾当避刚燥，宣肝力戒辛香耗气。

七、有情温通通络法

病久，情志内伤耗损气血，邪与气血结于络脉，设纯以草木辛通，则更耗其血。叶氏宗以情养情之旨，用有情温通通络法。《指南·疝》陆案云：夫疟邪既久，邪与气血两凝，结聚脉络，药难入络耳，议有情温通，以培生气。《指南·疝》周案亦指出：以内起情志，不专草木微功耳。叶氏以血肉有情之鹿茸充养元气，再以大茴香、穿山甲、当归、安息香、川乌、全蝎等活血化瘀通络治之。

八、针刺宣通通络法

针刺可以行气活血通络止痛，故叶氏亦用此法，与内服药联用，常收相得益彰之效。《指南·痹》吴案云：间用针刺以宣脉络。

《临证指南医案》肺痹案发挥

一、肺痹案精选

曹某：清邪在上，必用轻清气药。如苦寒治中下，上结更闭。

处方：兜铃，牛蒡子，桔梗，生甘草，杏仁，射干，麻黄。

陆某：偏冷偏热，肺气不和，则上焦不肃。用微苦辛以宣通。处方：薄荷梗，桑叶，象贝，杏仁，沙参，黑山栀。

某：温邪，形寒，脘痹，肺气不通，治以苦辛。处方：杏仁，瓜蒌皮，郁金，山栀，苏梗，香豉。

曹氏：肺痹。右肢麻，胁痛，咳逆喘急，不得卧，二便不利。脘中痞胀，得之忧愁思虑，所以肺脏受病，宜开手太阴为治。处方：紫菀，瓜蒌皮，杏仁，山栀，郁金汁，枳壳汁。

某：脘中稍爽，痰黏气逆，腹膨。开肺理气为主。处方：枇杷叶，厚朴，杏仁，滑石，茯苓皮，通草，白蔻仁，苡仁。

某：天气下降则清明，地气上升则晦塞。上焦不行，下脘不通，周身气机皆阻，肺药颇投，谓肺主一身之气化也。气舒则开胃进食，不必见病治病，印定眼目。处方：枇杷叶，杏仁，紫菀，苡仁，桔梗，通草。

朱某：风温不解，邪结在肺。鼻窍干焦，喘急腹满，声音不出，此属上痹。急病之险笃者，急开其闭塞，葶苈大枣合苇茎汤。复诊：风温，喘急，是肺痹险症。未及周岁，脏腑柔嫩，故温邪内陷易结。前用苇茎汤，两通太阴气血，颇验。仍以轻药入肺，昼夜竖抱，勿令横卧为要。用泻白散法。处方：桑白皮，地骨皮，苡仁，冬瓜仁，芦根叶，竹沥。

唐某：脉小涩，失血呕逆之后，脘中痞闷，纳谷腹胀，小便短赤，大便七八日不通。此怒劳致气分逆乱，从肺痹主治。处方：鲜枇杷叶，土瓜蒌皮，黑栀皮，郁金，杏仁，杜苏子。

二、发挥

关于肺痹，首见于《内经》。《素问·痹论》曰："肺痹者，烦满喘而呕。"又《素问·五脏生成》曰："积气在胸中，喘而虚，名曰肺痹。"前者是外感风寒湿邪之皮痹不已，复感风寒湿邪，内舍于肺所致；后者乃邪气乘虚而袭，积聚在胸中而成。从其临床表现看，肺痹似属于西医的支气管肺炎，肺气肿伴感染。

肺为呼吸之橐籥，位居最高，受脏腑上朝之清气，禀清肃之体，性主乎降，又为娇脏，不耐邪侵。因此，当感邪致肺气不肃降而窒塞时，则为肺痹。肺痹临证虽有咳嗽和喘的症状，但与咳嗽、喘证不同。《临证指南医案》（以下简称《指南》）咳嗽门徐案指出：此必是邪干于肺系，故咳嗽不已，纳食起居如常，中下无病，但以搜逐上焦，勿令邪结，可望病已。可见，《指南》中之咳嗽，其病机在邪干于肺系，但未致邪结，临证无中下之病。此与邪著则失其清肃降令，遂痹塞不通爽之肺痹病机，及其临证有中下之病相异。又肺痹之有喘，但较之喘证又有不同。肺痹之喘，因邪结在肺，属上焦为患，为实证；而喘证属气分膹郁，肺气不降，有虚实之别。《指南》喘门姜案指出：盖肺主气，为出气之脏，气出太过，但泄不收，则散越多喘，是喘证之属虚。肺痹虽见中下病症，但治疗强调开肺理气为主。如以苦寒治中下，则上结更闭。而喘门徐评指出：此篇治下之法已备。可见，喘证可从中下治之。因此，《指南》将哮喘咳嗽等病与肺痹各自分门，决非徐评“另立肺痹，甚属无谓”之谈。

对肺痹的治疗，《指南》指出，肺痹以其清邪在上，必用轻清气药。肺气不和，上焦不肃，当用微苦辛以宣通。而温邪致肺气不通，应治以苦辛。肺痹清邪在上，用轻清气药；而温邪内陷邪结之肺痹险证，又当两通太阴气血。肺为上焦，上焦不行，下脘不通，周身气机皆阻，以肺主一身之气化，气舒则开胃进食，不必见病治病，而当投以肺药。肺痹出现脘中痞闷、小便短赤、大便七八日不通之中下病症，仍以肺痹主治。华岫云曰：“肺主百脉，为病最多，就其配合之脏腑而言，肺与大肠为表里，又与膀胱通气化，故二便之通闭，肺实有关系焉。”因此，当肺痹有二便滞闭时，叶氏始终以开手太阴为治。

肺为水之上源，通调水道。当肺气痹阻时，气滞不化湿，肺之通调水道失常，必致水湿内蕴，湿阻气滞，更遏肺气，致肺痹益甚。故叶氏在肺痹门 15 案共用的 49 种中药中，使用 5 次以上的中药有杏仁、苡仁、通草，俱能宣肺除湿利尿。因此，我认为，在肺痹治疗中，除湿利尿是不可忽视的一种治法。

肺痹之轻者，邪结在气分，故治必用轻清气药；肺痹之重者，邪结由气及血，对此肺痹险症，以两通太阴气血为治。其实，以余之见，不必待到肺痹险症才考虑两通太阴气血。即使在肺痹气分阶段，气结血滞，气滞湿蕴，湿困血遏，也必有血瘀的病机和临床表现。因此，我主张在肺痹治疗中应早用活血药。血行气畅，血行湿化，而气行血畅湿化则肺之宣降有权，故可提高肺痹气分阶段的治疗效果。至于肺痹为气血两结者，更要重视加强活血药的应用。《指南》肺痹门中，对肺痹治疗强调用轻清气药、微苦辛、苦辛，明确提出回避苦寒的治法，并认为用苦寒治中下，必致上结更闭。我认为这也是值得商榷的。肺痹门中对其病因多次言及经热、除热、温邪、风温邪结，风温化热上郁等。《素问·至真要大论》曰："热者寒之。"故其治疗理当不避性寒之药。就肺痹门中，治疗用寒性药者亦不乏其例。至于苦寒治中下，亦属以偏概全之言，如苦寒之黄芩、栀子、夏枯草等皆可入肺经以治上。因此，以余管见，肺痹之治疗不但不忌寒，而且必包括苦寒药在内的寒性药。但是，肺痹本因邪结，而寒则凝，寒之太过则有冰伏邪结之虞，为防止其弊，须注意寒勿太过；同时必须佐以辛味药，一可散其邪结，一可制约寒凝之副作用。此外，叶氏对肺痹之中下病症，在治疗中过分强调开手太阴为治，也是不适当的。任何疾病都是一个动态发展变化的过程。肺与大肠为表里，肺可移热于大肠。肺手太阴之脉还循胃口；肺为土之子，子能令母实，故肺痹亦可致土壅。因此，当肺痹有中下病症时，既可开肺之里以通大肠之表，亦可泻大肠之表以安肺之里，既可泻肺以和胃，亦可治胃以安肺。总之，大可不必拘泥治肺之说。

综上所述，我在临床上对肺痹的治疗，除遵叶氏应用轻清气药，微辛以开之，微苦以泄之以外，常酌情选用苦寒清热、活血化瘀和通腑利尿之药，疗效堪称满意。

医案举例

张某，男，30岁，1991年5月3日初诊。胸中痞闷，咳嗽气喘3天，经门诊西药对症治疗，效果平平，遂延诊于余。刻诊：胸中痞硬不舒，间有胁痛，时寒时热，汗出，咳嗽，吐白色稠痰，咯不爽，气逆喘促，动则尤甚，纳差脘闷，腹微胀，口干喜饮，大便2天未解，小便黄赤短少。辨证为气遏血瘀，肺失宣降。治以清热除湿，活血通腑，宣降肺气。处方：银花、连翘、瓜蒌壳、郁金各20g，厚朴，黄芩、杏仁、半夏、桃仁各15g，栀子（炒）12g，大黄（后下）6g，赤芍18g，薏苡仁30g。每日1剂，水煎日4服。3日之后，诸症悉减。复以此方加减调理，更服3剂而瘥。

按：此属肺痹，乃湿热壅遏，肺气困塞所致。湿热之邪，非苦不泄，非寒不清，非辛不散，故当以苦寒辛散之品治之。又湿热遏阻气血，须理气活血化瘀。肺移热大肠，当伍以通腑泄热。方以银花、连翘、黄芩、栀子、苡仁、半夏清热除湿化痰，杏仁、瓜蒌壳、厚朴宣降肺气，赤芍、桃仁、郁金活血化瘀，大黄通便荡邪。药后湿热清利，气行血畅，肺之宣降有权，故诸恙咸安。

论水血相关

水，赅以津液。血，指血液。对水血相关的论述，上溯《内经》，代有发展。本文就水血相关的理论，作以下研讨。

一、水血本同源，相济并倚行

《灵枢·痈疽》曰：肠胃受谷，中焦出气如露，上注溪谷，而渗孙脉，津液和调，变化而赤为血。《灵枢·营卫生会》亦曰：人受气于谷，谷入于胃，中焦亦并胃中，出上焦之后，此所受气者，泌糟粕，蒸津液，化其精微，上注于肺脉，乃化而为血。可知水与血都来源于水谷精气，化生于后天脾胃，故有津血同源之说。同时，水与血又互为生成之源。《灵枢·邪客》说：营气者，泌其津液，注之于脉，化以为血。说明营气分泌的津液，渗注到经脉之中便化为血液，血液循经流行，在一定的条件下，血液中的部分水液成分可渗出于脉外，与脉外的津液化合在一起，而成为津液的一部分。血可以化为津液，故有汗者血之液之说。水和血都有滋润和濡养的作用，故在功能上也是相关的。《难经·二十二难》说："血主濡之。"《灵枢·本脏》说："血和……则筋骨劲强，关节清利矣。"《灵枢·决气》说："腠理发泄，汗出溱溱，是谓津……谷入气满，淖泽注于骨，骨属屈伸，泄泽，补益脑髓，皮肤润泽，是谓液。"同时，血中的津液渗出脉外，与脉外的津液合为一体，从而起到濡泽皮肤肌腠等作用；脉外的津液渗入脉中，加入血液运行，起着充盈和滑利血脉的作用。

水和血的生理关系为历代医家所阐发。金·李东垣指出：血与水本不相离，就象阴与阳原无间隔一样。元·朱丹溪在论述肉桂功用时指出：由味辛属肺，而能生水行血。明·李时珍则进一步指出肉桂能引血化汗。肉桂的这种水血的双相调节功能，则从另一个侧面论证了水血相关。明·缪希雍认为：水属阴，血亦属阴，以类相从。《景岳全书》认为，水赖血液以行，指出血流灌溉一身，无所不及，津液得以通行。清代医家多从本草学的角度对水血相关进行研究，使这一理论更趋活跃、深刻。《本草述》说：心主血，火降气通，则血和而水源畅也。《本草求真》通过往诸血之中入以三七的实验，观察到"血化为水"的现象。《本草述钩元》说：盖血即真阴之化醇，其化和而水之自畅。《本经疏证》说：盖气血皆源于脾，以是知血与水相同源而异派。《本草思辨录》在论述发为血之余时，强调血者水之类。清·周学海在《读医随笔》中说：“夫人身之血，如胭脂然，有色有质，可粉可淖。人血亦可粉可淖也。其淖者津液为之合和也。”血犹舟也，津液水也，水津充沛，舟才能行，说明血的正常运行需津液的运载。反之，血亦涵津，血循经不止，有利于津液的调节运行。清·唐容川《血证论》曰：血得气之变蒸，变化而为水，水为血之倡，气行则水行，水行则血行。阐述了水与血二者之间有相为倚伏、互相维系的密切关系。日本吉益氏《药徵》亦认为：夫水之与血，其素同类也。亦惟赤者谓之血，白者谓之水耳。

水血相关是以气为枢纽实现的。水和血的生成，即从摄入的饮食物转化成水谷精气，从水谷精气转化成营气和津液，从营气和津液转化成赤色的血，均离不开气的运动变化。气为血帅，故气能行血；而津液的输布，亦靠气的升降出入运动，故气行则水行。血在脉中循行不逸出脉外，主要依赖于气对血的统摄作用；而津液代谢平衡的维持也有靠于气的固摄功能。气能化血，血能恋气。血浓于水，水渍于血。血行水布，水载血行。因此，气、血、水三者之中，气以行血，血以载气；气生于水，水化于气；血仰气行，水赖气摄；水血相关，枢纽在气。中药学里的补气药和理气药，多数均同时具有治疗水、血病证的功用，也是气为水血相关之枢纽的佐证。

二、血病常累水，水病多恙血

《灵枢·营卫生会》曰：夺血者无汗，夺汗者无血。揭示了血竭津涸，水枯血虚的相关病理。《素问·调经论》曰：孙络水溢，则经有留血。《灵枢·百病始生》曰：温气不行，凝血蕴里而不散，津液涩渗，着而不去，而积皆成矣。《灵枢·刺节真邪》曰：津液内溢，乃下流于睾，血道不通，日大不休，俯仰不便，趋翔不能，此病荥然有水。《内经》的这些论述，奠定了水遏血瘀，血滞水停，水血搏结的病机理论，对后世也有深远的影响。《金匮要略》曰：经为血，血不利则为水。指出了血与水的病理因果关系。《脉经》：经水前断，后病水，名曰血分；先病水，后经水断，名水分。提出了水血并病先后辨证的关键。《圣济总录》认为经血壅闭则水饮不化，可致妊娠子肿。《仁斋直指方》说：下焦蓄血，与虚劳内损，则便尿自遗而不知。揭示了下焦瘀血与二便的病理关系。《济生方》说：血热生疮，变为肿满。指出了疮毒内攻，熬煎血液成瘀，终致水行不畅，导致水肿。元·朱丹溪指出小便不通可出于血虚；金·李东垣认为，不渴而小便不利者，热在下焦血分。《本草经疏》说：血蓄膀胱，则水道不通。论述了血虚、血热、血瘀均可引起小便不通。《本草逢原》针对《神农本草经》谓丹参治心腹邪气，肠鸣幽幽如走水等症，指出此皆瘀血内滞而化为水之候。关于大便溏泄，《医林改错》说：不知总提上有瘀血，卧则将津门挡严，水不能由津门出，由幽门入小肠，与粪合成一处，粪稀溏，故清晨三五次，用膈下逐瘀汤逐总提上之瘀血，血活津门无挡，水出泻止。此说法虽欠妥，但所论瘀血致水液偏渗肠间作泻，则为临床所有。关于鼓胀，清・石寿堂《医原》说：盖肝郁则热，热则燥，燥则血不流通而结，血结则不独血滞于中，即水饮亦无由吸摄，不能循其常道，下输膀胱，故蛊胀多水。《医门法律》说：胀病亦不外水裹、气结、血瘀。《张氏医通》指出，血薄血浊能致水。水血相关，不仅表现为前述血病及水，还可表现水病及血。《医碥》说：先病血结而水随蓄者，亦有先病水肿而血随败者。《重订广温热论・清凉法》认为，因伏火郁蒸血液，使血中津液耗竭，血被煎熬而成瘀。《读医随笔》指出，津液为火灼竭，则血行愈滞。清・唐容川《血证论》根据“血积既久，其水乃成”“水虚则精血竭”的病理基础，强调了血病而不离乎水，水病而不离乎血的病理关系，较之历代医家所论为全面而中肯。

当代，对水血相关的病理研究亦日渐深入。如某现代研究将肝硬变腹水和无腹水患者分组对比，证实：肝硬变腹水组与无腹水组都反映了瘀血的血液流变学变化，且腹水组的红细胞电泳时间、血沉及血沉方程 K 值的异常变化，都较无腹水组严重，从而提示在整个病程中，瘀血在先，瘀血发展到一定程度，才能演变为水肿。李景德在介绍日本研究活血化瘀动态时说，日本长尾善治通过研究认为，瘀血的形成不单有血循环的障碍，同时也有水代谢障碍，因此，讨论瘀血时，决不能忽视水的动态，血与水之间具有微妙关系。

总之，血虚水亏、水匮血竭、瘀能阻水、水可致瘀、瘀水搏结、水血互戕，此水血相关病理在临床是屡见不鲜的。既然水与血相关是以气为枢纽，那么，水血相关病理亦与气滞、气虚，特别是阳气虚衰休戚相关。阳气虚衰，既可引起血脉瘀滞而致瘀血，亦因无力宣布运行水湿而致水停；瘀可致水，水阻瘀甚，终致瘀水互结，或痹阻经络，或碍脏腑功能，诸证悉起。在脏腑病变中亦常衍变为水血相关病机。例如，心主血，而血不利则为水；肝藏血，主疏泄而司小便；脾统血，主运化水湿；肾为水脏，主藏精，而精血互生，肾又主二阴，故五脏病变常可出现血瘀水停诸证。由于水在病理过程中常可衍变为饮、痰、湿等病理产物；而血在病理中又多表现为各种出血证以及血虚、血瘀、血热、血寒等。从治疗痰、饮、湿的中药多能治疗血分病证，而治疗血分病证的中药又多兼有治疗饮、痰、湿的作用，足见水血相关病机十分复杂。

三、水病可治血，血病亦当疗水

《素问·汤液醪醴论》对水气病提出了“开鬼门，洁净府，去菀陈莝”的治疗大法。《灵枢·小针解》对此指出，菀陈则除之者，去血脉也。可见，去菀陈莝除攻逐水邪外，尚包括祛除郁结于体内的瘀血。《内经》的有关治则，为历代医家水血相关治法的滥觞。汉·张仲景在《伤寒论》《金匮要略》中制定了忌汗秘血法、衄以代汗法、调津凉血法、养血利尿法、养血利水法、养血滋阴利水法、活血利水法、逐瘀除湿法、逐瘀涤饮法、下血逐水法、逐瘀攻水法、利水消癥法等十三种水血相关治法。同时还创立了许多水血并治的方剂，其中以治疗水与血俱结在血室的大黄甘遂汤，和治疗妇人怀娠，腹中绞痛的当归芍药散为代表。前者如《金匮要略方论本义》云：方以大黄下血，甘遂逐水，二邪同治。后者则如《金匮要略心典》指出：方以当归、芍药益血之虚，苓、术、泽泻除水之气，可谓开水血同治之先河，为后世所宗。《太平惠民和剂局方》五淋散用治热淋，亦属养血通淋之法。《三因极一病证方论》治气淋之沉香散，以石韦、冬葵子、滑石、甘草清利湿热的同时，另用沉香、陈皮、王不留行理气活血，当归、白芍养血活血，标本兼顾。金·刘河间治疗水肿水胀之舟车丸，亦为水血互治之方，《成方便读》指出：此用牵牛泻气分，大黄泻血分，协同大戟、甘遂、芫花三味大剂攻水者，水陆并行，故无坚不破，无水不行，宜乎有舟车之名。《证治准绳》治疗鼓胀之调营饮，方中当归、川芎、赤芍等以活血化瘀，莪术、延胡索、大黄以散气破血，瞿麦、槟榔、葶苈子、赤苓、桑白皮等以行气利尿，体现了活血利水之法。《景岳全书》针对水肿治疗，更明确指出：治胀当辨虚实，因血道不通而致者，当专清其血。清·沈金鳌说：血瘀小便秘者，则以牛膝、桃仁为要药，尝采其法，用之颇效。《本草求真》认为一味郁李仁为行水破血之剂。《医门法律》对肿胀之治疗，常用活血化瘀法，取血行水亦行之义，如指出当用当归、大黄、赤芍等药。《医林绳墨》亦曰：肢肿者四肢作肿也，大率滞于血者，则痛肿难移，宜参归汤加丹皮、白芷、秦艽、续断以活血利水。唐容川以善治血证而著称于世，其对水血相关的治法尤为熟谙，强调了“凡调血，先须调水”，在《血证论》中集血证治水之大成，总结了保津秘血法、滋水止血法、化水止血法、祛痰止血法、凉水止血法、滋癸补血法、逐水活血法、温水行血法、滋水濡血法、补气升水止崩法、清气滋水宁血法、滋脾润津宁血法、补肺生水宁血法等血证治水十三法。因而，大大丰富和发展了血证治水的方法。

近年来，基于水血相关理论，运用活血利水为基本方法，随证变化论治疑难病急症日趋活跃，如治疗风心病、肺心病心力衰竭，流行性出血热并发 DIC 及流行性出血热少尿期（认为病理基础为蓄血，而蓄血蓄水互为因果），急性肝功能衰竭（辨证属邪入营血型者），肝昏迷（痰热瘀阻型，有腹水、出血倾向），急性呼吸衰竭窘迫综合征（存在“湿肺”），出血性脑卒中或高血压脑病等，均取得了较好效果，展示了一定前景。

参考文献

[1] 周端."瘀可致水"理论的研究.中国医药学报,1989,4(1):8
[2] 李景德.日本研究活血化瘀的动态.国外医学中医中药分册,1986,8(2):15
[3] 聂天义.仲景水血相关论治探讨.江西中医药,1989(5):51
[4] 聂天义.唐容川血证治水法探讨.河南中医,1988(1):20
[5] 裴良怀.真武汤加减治疗充血性心力衰竭的疗效观察.中医杂志,1980(3):30
[6] 杨顺坤.温阳益气活血利水法治疗充血性心力衰竭32例.云南中医杂志,1986(1):16
[7] 曹兴亚.活血化瘀温阳利水法治疗慢性肺原性心脏病心力衰竭的临床观察.中西医结合杂志,1984,4(10):589
[8] 湖南省溆蒲县人民医院.红花泽兰注射液预防流行性出血热DIC效果观察.中医杂志,1981(1):17
[9] 周仲英.流行性出血热证治.中医杂志,1987,(3):14
[10] 田令群.五衰的中医治疗及研究进展(第一版).重庆:重庆大学出版社,1986:48
[11] 湖南省湘潭地区人民医院.中西医结合治疗肝昏迷.浙江中医药杂志,1978(2):封三
[12] 王令达.急性呼吸窘迫综合征43例临床分析.全国第二次急性三衰抢救会议资料,1980:3
[13] 王永炎.中风证治.中医杂志,1986(4):10

[14] 聂天义. 水血相关论治急症. 中医药报，1988（4）：17

水血攸相关，治水赅治血
——唐容川血证治水论

唐宗海（1851–1918），字容川，四川彭县人，清末中医学家。自涉医林，常寝馈于内经、仲景之书，触类旁通，豁然有所得。因集《灵》《素》诸经，兼中西之义解之，不存疆域之见，但求折衷归于一是，是中西汇通派学者代表人物之一。著有《中西汇通医经精义》《血证论》《本草问答》《医易通说》《伤寒论浅注补正》《金匮要略浅注补正》《医学一见能》等书。

唐容川著《血证论》一书，或伸古人所欲言，或补前贤所未备，理足方效，颇多建树。兹就其血证治水做初步探讨。

一、水血互根宅，相济并倚行

唐容川认为，血与水皆阴也，水为先天阳气所化之阴液，血为后天胃气所化之阴汁。而水与血，原互根互宅，阴分之血盛，则阳分之水阴自然充达。阳分之水阴足以布护灌濡，则阴分之血愈为和泽。从而提示了水血之间本相济相养的密切关系。而阳倡阴随，是水血相济的表现之一。戊与癸合，就充分体现了这一点。癸者，天癸也，乃先天肾中之动气，化生癸水。戊者，中宫戊土也，乃后天水谷之海，化气取汁，变赤为血。当癸水至于胞中，水为阳气所化，阳倡而阴必随之，血者阴也，随冲任两脉输于胞中，血之应水而下，合于癸水，即为戊与癸合。

水血在一定条件下的相互转化是二者相济的又一表现。他说：血得气之变蒸，亦化而为水，血足津生，水足则精血多。指出男子主气，故血从水化而为精，女子主血，故血从水化而为经。因此血是男子之精，水中有血；女子之经，血中有水。水血的互化常使二者交融与混合，故男子之精属气属水，而其中未尝无血无火；女子之经，属血属火，而其中未尝无气无水；精者水与血混合之名也。

水与血的密切关系，还表现为上下内外，皆相倚而行，互相维系。如《血证论·阴阳水火气血论》："在下焦，则血海膀胱，同居一地。在上焦，则肺主水道，心主血脉，又并域而居。在躯壳外，则汗出皮毛，血循经脉，亦相倚而行。"

二、血病常及水，水病亦累血

唐容川指出，病血者，未尝不病水，病水者，亦未尝不病血也，从而提出了血病治水的病理依据。

唐容川认为，吐血的后果是既伤阴血，又伤水津。血虚即是水虚。因此，血证常不离乎水。他指出：若病血而又累及于水，则上而喘咳，外而肿热，下而淋浊；常见吐血咳血必兼痰饮，失血家往往水肿，瘀血化水，亦发水肿；淋秘亦有下鲜血者。他还阐述了血病及水，其水之为病的临床表现，如《血证论·肿胀》："水蓄胞中，则为尿结。水淫脾胃，则为胀满。水浸皮肤，则为水肿。"

唐容川洞察到水虚则精血竭，水不足以濡血则血燥的病理变化，指出阳分之水阴不足，则益伤血之阴。当气分之水阴不足，则阳气乘阴而干血，故汗出过多则伤血，下后亡津液则伤血，热结膀胱则下血，强调凡此乃水病而累血也。

唐容川分析了水血互病的机理，他认为，水即化气，火即化血，水血不偕，气火失调，是二者互病的一大原因。他指出若水虚则火旺伤血，如《血证论·脏腑病机论》："水虚，则火不归元……心肾不交，遗精失血。"《血证论·咳嗽》："水不济火，则血伤。"若血虚气热则伤津，如《血证论·痰饮》："上焦血虚火盛，则炼结津液，凝聚成痰……下焦血虚气热，津液不生，火沸为痰。"《血证论·脉证死生论》："血伤火灼，肾水枯竭。"若气化太过与不及，亦耗血伤津，如《血证论·经血》："气亢则水竭，而血不濡，热证于是乎生矣。气寒则水冷，百血不运，寒证于是乎生矣。"

水血并病与其并域而居有关。唐容川认为：水与血，交会转运，皆在胞中。胞中有瘀血，则气为血阻，不得上升，因水津不能随气上布而渴。又膀胱位居下部，与胞相连，故血结亦病水，水结亦病血，如《血证论·尿血》："热结膀胱，则尿血。尿乃水分之病，而亦干动血分者，以与血室并居，故相连累也。"

在水血并病中，唐容川以水或血病之先后，来判断是水病及血或血病及水。如，吐衄是胞中血分之病，遗精是胞中水分之病。遗精者，水病也，而又吐衄者，是血亦病也。先吐血而后遗精，是血病累及于水；先遗精而后吐血，是水病累及于血。同时，唐容川还以水血是否并病来判断预后，他指出：单病血，不病水者易愈，以水调，则其血虽病，犹有水以濡之也；水病则无以濡血，而血证亦因以难愈矣。如先水肿再吐血者，不治，以水病不可重伤其血也。

三、血病及水水病血，罹斯血证须治水

鉴于水血的生理和病理关系十分密切，以及水宁则血宁的医疗实践，对血病及水和水病及血之血证，唐容川强调必须治水。他指出：血既变水，即从水治之；水病累血，故治水即是治血。反复重申，故凡调血，先须调水，或调气中之水以滋血，或调血中之气而利水，对水血失调致气火悖逆者，调水则气自和，调血则火自熄。并坚持说，知此水火气血之故，治失血之证亦不难。兹将其血证治水法探讨于后。

1. 保津秘血法　汗血同源而异流，故汗出过多则伤血，下后亡津液亦伤血。反之，吐血家既伤阴血，又伤水津，致病愈笃。

诚如唐氏所说："水病则无以濡血，而血证亦因以难愈矣。"故血家忌汗，应力避辛散发汗耗津之举，旨在保存水津以平秘血液。

2. 滋水止血法　唐容川指出，吐血症见夜则发热，盗汗梦交，耳鸣不寐，六脉细数芤革者，乃因色欲过度，肾经水虚火旺所致。滋水制火，火不迫血妄行则血自止。故治以滋水止血，以地黄汤加蒲黄、藕节、阿胶、五味子治之，庶几肾中之水得以充足而瘥。此外，唐氏盛赞童便治吐血，谓服之百无不生，盖童便不仅具《内经》咸走血之义，尤能自还神化，服制火邪以滋肾水，故大有功用。

3. 化水止血法　肾气下行，则水出膀胱。今肾经之气不化于膀胱，而反载膀胱之水上行为痰。膀胱者，胞之室，水血并居之域。故水泛为痰，牵动胞血而致咯血，若仅从止血着眼，则助水遏血，血溢经络，自当出血不止。治应化水止血，以仲景猪苓汤，化膀胱之水，而兼滋其血，最为合法，使膀胱之水不泛，自不惹动胞室之血而咯血遂愈。又若素有水饮，格阳于上，因而动血致吐血者，亦治以蠲饮止血，仲景桂苓甘草五味，可加当归、白芍、丹皮、阿胶。

4. 祛痰止血法　唐氏云：痰饮者水之所聚也。故血证治水，亦赅治痰。如咯血是痰夹瘀血，碍气而罹者，治不祛其痰，则痰瘀胶结，滞气伤络，血不能止。故当祛痰活血止血，用通窍活血汤，加云茯苓、桔梗、杏仁、桑皮、丹皮、尖贝。又肺为水之上源，水不清而凝为痰，痰不降遂牵动其血而致咯血者，治肺之痰，又是治咯血捷法，可选太平丸、紫菀散、保和汤等涤除肺痰以止血。

5. 凉水止血法　血之为物，热则行，冷则凝，见黑则止，遇寒亦止。吐血之由血热妄行所致者，凉水可遏制其血妄行之势，血不循于经外，血当自止。故用凉水止血法：或用急流水，或用井华水，取冷则凝之义；芩连诸药，亦冷止之意。用百草霜、京墨、十灰散等止血者，虽取其见黑则止之义，然黑为水之色，红为火之色，亦水冷治火热故止也。取水火之色，犹能相克而奏功，则能知水火之性，以消息用药，何血证难治之有！

6. 滋癸补血法　癸者，天癸也。乃先天肾中之动气，化生癸水。女子十四，则癸水至于胞中，而冲任两脉即通，将心火所化之血，转输入胞，与癸水交合，水从血化，是为月信。故妇人血虚，审系肾中天癸之水不足者，必骨蒸气逆，足痿脉数，子宫干涩，经血前后均无癸水，治当滋天癸之水以生血，宜左归饮加菟丝子、龟甲、阿胶、麦冬、五味子、苁蓉。又妇人血虚经闭者，如因过淫精竭，肾中天癸之水不至胸中，不能引动冲脉之血，此阳不倡阴，水不化血，宜滋补其水以益天癸，左归饮主之，三才汤亦主之。

7. 逐水活血法　瘀血在经络脏腑之间，则结为癥瘕，如系血中裹水，或血积既久，化为痰水所致者，设囿治其血，不浚其水，未中水遏血瘀之肯綮。故治当逐水活血，宜大黄甘遂汤，或秘方化气丸。瘀血流注，和妇人经水不利，瘀血化水，如为肿胀，此水分血分之病也，与杂证水肿有别。故在遵阳水、阴水辨治中，再加琥珀、三七、当归、川芎、桃仁、蒲黄以兼理其血，斯水与血源流俱治矣；如为血鼓，当水血兼治，五皮饮加当归、白芍、蒲黄、丹皮、桃仁治之。又败血干脾，发为水肿，则从水治之，五苓散加蒲黄、丹皮以利之。

8. 温水行血法　唐容川指出：血寒者，水不温也。盖血分有寒者，乃气分之水凝湿滞不化，故血濡滞不流通也。常见妇人经水后期，色黯淡质清冷之状，兼小腹绵绵疼痛，遇冷尤甚。此水冷血凝，故治当温水行血，以四物汤加茯苓、甘草、桂枝、黑姜、附子等药，或用吴茱萸、细辛、桂枝、艾叶。

9. 滋水濡血法　血热者，水之不足也。血分有热者，乃气分之水阴不足以濡血，故令血热，常见妇人行经趱前、发热、口渴诸症，如仅补血以濡，不壮其水，则犹扬汤止沸，缓不济急；假釜中掺水，既可缓其燥热煎耗血液之势，且水血相生，血得水养而濡，故治当滋水濡血，以四物汤，加天冬、麦冬、黄芩、花粉、柴胡、阿胶、牛膝等药；或滋肺肾以启水之源，用六味地黄汤，迨水足以濡血，则阳气不亢而燥热自除。

10. 补气升水止崩法　崩中虽是血病，而实因气虚也。气下陷则水随而泻，水为血之倡，气行则水行，水行则血行，致崩漏不止。治当升其下陷之水以塞流。因气可化水，亦可升水，故须补气升水以止崩，宜服补气之药以升其水，水升则血升矣，补中益气治之。

11. 清气滋水宁血法　太阳经之热不得发越于外者，必逼而为鼻衄也，而欲治太阳之鼻衄者，当以治肺为主，法宜清泻肺经气火以滋水宁血，俟肺气清，则太阳之气自清，而衄不作矣，可用人参泻肺汤，加荆芥、粉葛、蒲黄、茅根、生地、童便。吐血既止，或数日间，或数十日间，其血复潮动而吐者，乃血不安其经常故也。如属胃经遗热，气燥津伤，而血不得安者，当清气滋水宁血，用甘露饮以生胃津，而血自愈。

12. 滋脾润津宁血法　土虚不运，不能升达津液，以奉心化血，渗灌诸经。因此，脾经阴虚，津液枯、血不宁所致唾血者，宜滋利脾阴以润燥宁血。以麦冬养营汤，加蒲黄、阿胶；甲己化土汤，加生地、花粉、人参、寸冬、藕节、侧柏叶、莱菔汁、枳壳。

13. 补肺生水宁血法　唐容川认为，未有吐血不伤肺气，而肺伤则津液枯竭。治当补肺气，盖气旺则能生水，肺气宣降，水津四布，水足则血宁而不妄行。故主张初吐必治肺，已止，尤先要补肺，补金生水以宁血，用辛字润肺膏，滋补肺中阴液。吐血因肺金燥气，失其津润之制节，牵动血液所致者，亦当滋肺润燥宁血，清燥救肺汤主之。

临证体悟

心悸不安苦煞人，从风论治悸可平

《伤寒论》曰："伤寒，脉结代，心动悸，炙甘草汤主之。"说明心动悸常有脉结代的表现。而脉结代必有心动悸的主症。《诸病源候论》曰：心藏神而主血脉，虚劳则损伤血脉，致令心气不足，因为邪气所乘，则使搏动不安。其所谓血脉之搏动不安，显系脉率不齐。《诸病源候论》并指出：凡惊悸者，由体虚心气不足，心之府为风邪所乘，或恐惧忧迫，令心气虚，亦受风邪；风邪搏于心，则心不自安；惊不自已，则动悸不安。可见心悸、脉律不齐之机理，多因风邪所致。临床上，心悸及脉律不齐之时作时止、休作无常，亦符合风邪善行数变的特征。

风邪搏于心，则惊不自安。风邪何来？叶天士说，内风乃身中阳气之变动，阐明了阳气之变动均可致风之理。余多年临床观察，举凡心肺气虚，宗气不足以贯心脉行血气，气之乖戾生风；或心肝脾血虚，心络失养而挛急，血虚气失所恋而生风；或五志过极伤及内脏，气血亏虚，气机逆乱生风；或外感风热、湿热，热邪化火，气火亢逆生风等。凡此种种致令阳气之过亢或不足，阳气内动而化为风邪，乘于心气不足，神已不安之心君，动撼心神，均可致心动悸、脉律不齐之症作矣。因此，当在补益心气中从风论治，伍以僵蚕、蝉蜕、地龙、刺蒺藜、钩藤、全蝎等息风之药，以及酸枣仁、琥珀、龙骨、牡蛎、珍珠母、紫石英等镇静安神之品。举案例如下：

黄某，男，56岁，2005年2月8日初诊。心悸发作半月，前医以生脉散加味治之寡效。心悸时作，动则尤甚，伴气怯懒言，心烦失眠，发热，汗出，恶风，苔薄白，舌质紫，脉促。心电图检查示多源性室性期前收缩。证属营卫失调，宗气不足，心络瘀阻，气怯动风，扰及心神。治以调和营卫，补气活血，宁风安神。方用桂枝汤加味：桂枝、大枣、磁石、龙骨、牡蛎各30g，生姜、红花、僵蚕、蝉蜕、川芎各15g，珍珠母40g，炙甘草5g。5剂，1日1剂，水煎日服3次。服3剂后心悸明显减轻。再服5剂后，心悸释然，诸恙悉安。复查心电图示期前收缩消失。遂以六君子汤加减善后，随访1年心悸未作。

按：发热、汗出、恶风，且易感冒，乃营卫不和之征。卫气亏虚，宗气亦渐不足。宗气怯弱，不能贯心脉以行血气，致心络瘀阻，血瘀更加耗气。《伤寒明理论·悸》曰："其气虚者，由阳气内弱，心下空虚，正气内动而为悸也。"方以桂枝汤调和营卫，党参、黄芪大补宗气，丹参、红花、川芎活血化瘀，僵蚕、地龙、蝉蜕息风，珍珠母、紫石英、磁石、龙骨、牡蛎镇静安神。诸药合用，可使营卫和谐，宗气复振，络通血和，风静神安，故心悸霍然。

水血相病多危笃，活血利水起沉疴

《素问·至真要大论》在论述疾病的治疗时，强调要疏其血气，令其条达，而致和平，说明中医对疾病的病机多责之气血失调。而气、血、水为一体，以气化血，血恋气；津泌血，血涵津；气化水，水载气；水血相关，枢纽在气。《医碥》曰：“气血水三者，病常相因。有先病气滞而后血结者，有先病血结而后气滞者，有先病水肿而后血随败者，有先病血结而后水随蓄者。”水血并病之后，进一步导致气机升降出入的逆乱。《素问·六微旨大论》曰：“出入废则神机化灭，升降息则气立孤危。”故病情愈笃而险象旋生。此时，从水血相关论治，使血行水畅，气机升降复权而条达，多能使危急病症缓解和治愈。举案例如下：

杨某，女，64岁，1980年3月5日初诊。反复咳喘15年，发作伴双下肢水肿1周，心悸不能平卧2天。刻诊：咳嗽喘累，动则尤甚，咳吐泡沫痰，甚痰中带血紫暗，头面浮肿，口唇发绀，颈脉动，桶状胸，双肺满布干湿啰音；心率120次／分，律齐，心音遥远，虚里跳动按之应手但无力，鸠尾下悸动明显；肝肋下

3cm，剑突下4cm，压痛（+），无反跳痛；肝颈回流征（+），移动性浊音（±），双下肢按之没指。尿短少，大便3天未解，苔微黄，舌质有紫气，舌下脉络粗紫，脉沉数无力。证属宗气亏虚，心肺脉络瘀阻，水饮阻遏。急则治标，治以活血逐水，遣桃葶椒黄汤加味：葶苈子、丹参、大黄（后下）各30g，桃仁20g，椒目10g，丑牛15g。1日2帖，水煎，日3服夜2服。1日之后，大便溏泻5次，小便亦多，已能平卧。复与1帖，日3服，喘累、心悸进一步好转，心率96次／分，双肺干湿啰音明显减少，肝颈回流征（－），肝肋下1.5cm、剑突下3cm压痛大减，双下肢水肿大减。改以补益脾肺、温阳利水，佐以活血化瘀；以四君子汤党参改为黄芪，合真武汤，加丹参、琥珀、泽兰、泽泻等以善后。

按:《灵枢•邪客》篇曰:“宗气积于胸中，出于喉咙，以贯心脉，而行呼吸焉。”患者久咳伤肺，子盗母气，致肺脾俱虚，宗气衰竭。心不主血行而血化为水，肺不通调水道致饮邪泛滥，故症如斯。此正虚邪实之证，如以虚治，则愈壅其邪；径以祛邪，则困惫之宗气不为邪羁而能振，故首当逐瘀荡水。方中重用桃仁、丹参，力逐心肺络脉之瘀阻，推动宗气贯心脉以行血气。葶苈子、椒目，二药相须，活血利水，止嗽平喘。牵牛子治水气在肺，喘满肿胀，下焦郁遏，卓有殊功；偕大黄以活血利水，通利二便。诸药中，《本草经百种录》称“大黄之泻从中焦始，葶苈之泻从上焦始”，而李杲称牵牛子除三焦壅结，故相伍以荡涤三焦壅遏之水邪，使之前后分消。药后心肺之络脉得通，水邪被蠲，宗气复振，走息道，贯心脉，故心悸咳喘好转。

活血化瘀戒滥用，辨证与之效弥彰

当今临床不少医生囿于“痛则通之”，滥用活血化瘀药的现象比较普遍，这应当引起我们注意。

中医之不通则痛，乃气滞血瘀痰湿等阻碍气血流通所致，属实证，治以通之；而不荣则痛，则为气血阴阳之不足，经脉失养所致，属虚证，治当濡之，重在补益气血阴阳，即“若欲通之，必先充之”。

中医的通法，远非活血化瘀一端。清•高士宗指出：“通之之法，各有不同。调气以活血，调血以活气，通也；上逆者，使之下行，中结者，使之旁达，亦通也；虚者助之使通，寒者温之使通。”《临证指南医案》曰：通字须究气血阴阳，初病在经，久痛入络。因此，对于痛证，不辨证而使用通法，单纯以活血化瘀，肯定是不合适的。就是适用活血化瘀法治疗的痛证，也要根据疼痛的性质、病位、证候兼夹，以及活血化瘀药的特点等，辨证使用，才能得中肯綮。我以为，对活血化瘀药的使用要注意以下几点。

1. 活血化瘀当辨标本　因瘀致痛，固当重在祛瘀。如因病致瘀，其瘀虽亦加重病情，但究为病理产物，此血瘀为标，原发病为本。治当以原发病为主，兼顾活血化瘀。

2. 活血化瘀须分缓峻　瘀血之成，有疾有徐；瘀血之质，有滞有积；患者之体，有强有弱；祛瘀之药，有缓有峻。一般而论，实证瘀血，可选土鳖虫、桃仁、三棱、莪术等活血破血之品；虚证夹瘀，或瘀血出血，理宜缓逐，可选丹参、三七、红花等活血之品。

3. 活血化瘀当究寒热　致瘀之由有寒热两端，对寒性血瘀疼痛，可选当归、鸡血藤、川芎、姜黄等温性活血药；如因热邪迫血，灼津炼血而瘀者，可选用丹参、丹皮、郁金、赤芍等凉血活血之药。一些不偏寒偏热的活血药，适用的范围就广些，如王不留行、川牛膝、苏木、血竭、没药等。

4. 活血化瘀对应病机　如气滞引起血瘀，当行气活血；气虚引起血瘀，当益气活血。水血并病，治当活血利水或利水活血。又有痰瘀互结，当活血祛痰。

涩法应用莫过畏，涩祛相济显奇效

对中药之收敛药和中医治疗之涩法的应用，曾见有关书中均指，凡实病、暴病均不可用，以免闭门留寇。因此，长期以来，我在临床应用中不敢越雷池一步。

后来，我拜读了上海医科大学教授姜春华、沈自尹合著的《中医治疗法则概论》一书。书中涩法一节中说：姜教授通过深入的临床反思，汲取了涩药药理研究成果，认为新病或外邪未尽，固当祛邪为先，若咳泻剧烈，过伤正气，往往不易祛邪外出，宜投以涩药而缓之；至于咳泻日久不愈，虽湿痰郁热未清，也可顾护正气，酌投收涩。同时强调，不可单用收涩，往往敛散并用，在祛邪基础上以收敛。姜教授对涩药解禁的观点，反应了他在学术上的与时俱进。

姜教授对涩药解禁的观点，加深了我对涩药的认识。我认为涩药对于人体气血津液之暴失者，辨证予之，有逆流挽舟的止涩收敛作用，能控制和减少气血津液之暴失，避免由暴失而导致正气的进一步耗伤。从这个意义上讲，涩药有固敛正气之效。为应用祛邪药提供了时机和条件。此后，我对涩法的应用就比较大胆了。对咳、泻较严重者，不论病之新久，常在治疗中佐以收涩药，效果满意。如咳嗽甚者，佐以五味子、银杏；哮喘甚者，佐以五味子、补骨脂；汗出甚者，佐以五味子、麻黄根、浮小麦；泄泻甚者，佐以乌梅、诃子、石榴皮、粟壳；痢疾甚者，佐以诃子、乌梅、五味子；肾炎水肿甚者，佐以金樱子、芡实等。以下是我于涩法应用的病案实例。

吴某，男，56岁，1978年7月21日初诊。反复汗出1个月，加重1周。昼夜不时汗出，伴恶风，畏寒，惧吹电扇，纳可，口干苦，尿黄，大便如常，苔黄欠润，舌质正，脉弦尺弱。吴又可说："凡人目张则卫气行于阳，目瞑则卫气行于阴。行阳则升于表，行阴则敛降于内。今有伏热，又遇卫气，两阳相搏，热蒸于外，则腠理开而盗汗出矣。"故虽夜间盗汗，究由湿热所致，为湿热内蕴，表虚不固。治以清热除湿，益气固表，予当归六黄汤加味。方以黄连、黄芩、黄柏苦寒清热除湿，当归、生地、熟地养血滋阴凉血，黄芪、附子益气温阳固表，麻黄根以止汗，陈皮防苦寒伤脾胃。一诊3剂后寡效，思之乃止汗不力，故二诊加浮小麦、枣皮、煅龙骨、煅牡蛎。药后汗出遂止，表气亦固，内蕴之湿热清利迨尽，故证霍然。

论治常思反佐与，以平为期方可待

《素问·至真要大论》曰："谨察阴阳所在而调之，以平为期。"深刻揭示了中医治病旨在恢复机体生理的平衡状态。为此，我们必须重视使用反佐药，这是"调之"的重要措施。所谓反佐药，是与主药药效趋势相反的药物，不仅是制其性味之偏，更重要的是与主药治疗有相济之妙，从而达到相反相成的治疗效果。下面谈谈我在临床使用反佐的体会。

1. 阴与阳反佐　《景岳全书》曰："善补阳者必于阴中求阳，则阳得阴助而生化无穷；善补阴者必于阳中求阴，则阴得阳升而泉源不竭。"因此，我在临证时常于补阳方中反佐以补阴药，在补阴方中反佐以补阳药，以臻阴阳化生之妙。我治疗肝肾阴虚，肝阳上亢之头痛，常在一贯煎方中反佐少量附子。虞抟说：附子禀雄壮之质，有斩关夺将之气，引补血药入血分，以滋养不足之真阴。附子虽为壮阳药，但在大队滋阴药中能够激发肾精以壮水涵木，进而潜镇上亢之肝阳。且附子之辛通又能增强诸药止头痛之效；此外，还能防止他药阴凝伤脾胃之虞。

2. 补与泻反佐　叶天士曰："通补则宜，守补则谬。"补佐以泻，是在使用补益药中反佐泻邪药或宣行通利之品，以避免纯补、呆补反而困惑脏腑功能。同时，泻邪亦寓扶正，泻佐以补，是在泻邪中佐以补益品，既防泻邪之甚而耗正，又扶正亦寓祛邪，从而更好地发挥补和泻的效用。我在临床上，用熟地、紫河车、阿胶，常佐以砂仁；用人参、党参、黄芪，常佐以陈皮；用三棱、莪术，常佐以白术；用穿山甲、水蛭、土鳖虫，常佐以枸杞；用鸡内金、谷芽、麦芽，常佐以山药等。

3. 升与降反佐　《临证指南医案》曰："纳食主胃，运化主脾，脾宜升则健，胃宜降则和。"当脾胃升降失调，我们治疗时升必少佐以降，降必少佐以升，通过药物的升与降的反佐，恢复脾胃升降的协调。《医碥》曰：“若欲升之，必先降之，而后得升也；欲降之，必先升之，而后得降也。”余治疗急性肠梗阻，常在厚朴三物汤中加桔梗以开宣肺气。肺气开则大肠之腑气通，有升降相济之妙。在脾胃常见病证治疗中常用的反佐，如对脾胃郁结者，苍术与厚朴；大便秘结者，大黄与桔梗；中气下陷者，柴胡与枳壳等。

4. 寒与热反佐　《素问·至真要大论》曰：“寒者热之，热者寒之。”一般理解为寒证用热药，热证用寒药。我认为“寒者”和“热者”还针对以寒药或热药治疗疾病的医生，告诫我们“热者”要反佐寒凉药，以免温热之甚伤津耗气，同时，佐寒凉药以防范壮火食气，寓以扶正，从而更有利于祛邪；“寒者”要反佐热药，以防寒凉伤正，同时以反佐的热药振奋阳气以御邪。我在临床上，考虑到慢性咽炎、慢性扁桃腺炎，常是炎症未除而阳气已伤，故常在清热解毒、凉血活血祛痰中酌加少量附子，用其“回阳气，散阴寒”（《本草正》）；治疗脾胃虚寒之胃痛和泄泻，常在附子理中汤中加川楝子和黄连、玉竹等。

5. 燥与润反佐　《临证指南医案》曰：“太阴湿土，得阳始运，阳明燥土，得阴自安，以脾喜刚燥，胃喜柔润也。”针对脾之恶湿与胃之恶燥，我在治疗脾湿盛时，平胃散加沙参，防燥甚而伤胃阴，胃阴被伤胃气不降反助湿邪；胃阴虚者，沙参麦冬汤加陈皮，防润之太过碍脾运化，用陈皮健脾助运以散精，则有助于滋养胃阴。

此外还有辛凉与辛温反佐，宣与降反佐等。辛凉反佐辛温，防其凉遏邪气，更有助祛邪，如银翘散加麻黄；辛温反佐辛凉，防辛温之甚耗伤阴津，且辛凉有助辛温祛除邪气，如麻黄汤加银花、连翘。宣与降反佐，肺气不宣之咳嗽，桑菊饮加前胡；肺气不降之哮喘，苏子降气汤加桔梗。

重宜轻忌难为工，宜忌结合方为善

宜，适宜，相宜；忌，禁忌，忌讳。我们在临床论治过程中，往往重视追求论治与辨证之相宜，而忽视与之相关的禁忌问题。这种状况，常影响到我们的治疗，以致达不到预期效果，甚反偾事。因此我们在论治过程中，除了判断施治与辨证的相宜外，还要换一个角度，审视与辨证论治攸关的禁忌问题。只有宜与忌的协调优化，才能发挥治疗效果的最大化。

中医禁忌的内容丰富多彩，涉及病人体质、脏腑、病证及环境、生活习惯，以及治疗方法、方剂、药物、煎服法等许多方面。然而历来对于中医禁忌的讲述，只是零散见于不同书籍，未成系统。幸有王辉武教授主编的《实用中医禁忌学》一书，比较全面地系统地介绍了中医禁忌内容，可以说是集中医禁忌学之大成，很值得学习。

医案举例

董某，女，52岁。3个月前因胃痛在某医院行胃镜检查，诊为慢性非萎缩性胃炎伴胃糜烂。去中医科诊治，曾有好转。近半月来，胃脘痛加重，遂于2014年8月16日延诊于余。索其所服之方，皆大剂苦寒清热凉血活血之品，患者亦常饮冷饮。刻诊：面色不华，胃痛绵绵，喜熨喜按，胁肋胀，呃逆，手足欠温，口不干，纳差，便溏，小便淡黄，苔微黄，舌质淡，脉弦弱。此肝脾不调，脾胃不健，湿热余邪未尽故也。治宜疏肝健脾益胃，兼清利湿热。以逍遥散合黄芪理中汤加减。

处方：当归、柴胡、白术、薄荷、干姜、黄芩、陈皮各15g，白芍、黄芪各30g，茯苓、党参、蒲公英、赤芍各20g，炙甘草6g。

每日1剂，水煎服。嘱忌生冷，少食辛辣，怡情开怀。5剂之后胃痛好转。再以此方加减调理半月，胃痛若失。

按：患者胃痛，初诊为湿热稽滞脾胃，医以清热利湿，凉血活血与之，曾获效验。但苦寒之药，《本草纲目》提示“过服恐伤胃中生发之气”，《医宗金鉴》亦说“久寒伤胃”。前医不慎失忌，患者又频频饮冷，致脾阳受伤，胃亦受累，故胃痛加重。

有鉴于此，我嘱患者禁食生冷，方以逍遥散疏肝健脾，黄芪理中汤健脾益胃，少用黄芩、蒲公英、赤芍以清热化湿，妙在一味陈皮，既防参芪术之滞气，又防芩蒲赤芍之苦寒伤中。药中肯綮，故胃痛霍然。

水血相关论治的临床应用

一、水血相关论治心肺脑肾急症

1. 肺心病心衰

王某，男，54岁，农民，1978年10月初诊。反复咳喘15年，加重半月，伴心悸、头面及双下肢水肿3天。某县医院以青霉素、链霉素、氨茶碱和黄芪防己汤合五皮饮加减治疗3天，诸症未减，乃转诊于余。就诊时吐大量白色泡沫痰，短气懒言，不能平卧，唇紫绀，颈脉动，胸骨高突，虚里按之应手而数疾，鸠尾下悸动，脘闷纳呆，口干苦不思饮，双踝部按之没指，小便短少而黄，大便溏薄不爽，苔白润，舌质淡紫，舌下脉络青紫粗大，脉弦有力。证属肺胀，乃肺气不足，血瘀闭阻，三焦决渎失司，水气内停，湿痰壅滞。治当活血化瘀以通痹，宣通三焦以利尿。

处方：苇茎、冬瓜仁、苡仁、茯苓皮、大腹皮各30g，桃仁、丑牛各10g，地龙20g，杏仁12g，茵陈、红花各15g，丹参、泽兰各24g。

水煎服，每日1剂。3天之后，咳喘心悸浮肿减轻。再进5剂，邪衰大半。继以益气活血，健脾祛痰调理，好转出院。

按：肺主气，朝百脉而帅血，通调水道，为水之上源。久咳伤气，肺气虚则血瘀水遏，湿痰衍生。《血证论·咳嗽》："须知痰水之壅，由瘀血使然，但祛瘀血，则痰水自消。"余体会，其治固以祛瘀为主，但伍以利水，则收事半功倍之效。前医仅从利水着眼，故寡效矣。其本虽肺气不足，然此血瘀痹阻，水气内停，反致肺气膹郁，辄以益气之品，颇有助贼为殃之嫌。大便溏薄，乃瘀水欲泄之佳象，当乘势利导而不宜止涩。《血证论·瘀血》指出：瘀血其在经脉中，而未入于胃者，急宜用药消除；或化从小便出，或逐从大便出，务使不留，则无余邪为患。桃仁、红花、丹参、泽兰、地龙，活血化瘀通络；杏仁宣肺启上源；苡仁、茯苓皮健脾运渗；苇茎、大腹皮、冬瓜皮、茵陈利下。《本草图解》记载，牵牛子利小便、通大肠、消水肿、逐痰饮，喘满肿胀，以之斩关夺将，使邪从二便分消。药后瘀通水泄，咳喘水肿心悸霍然。

2. 高血压脑病

张某，男，12岁，1978年5月3日初诊。眼睑、双下肢浮肿1周，伴头痛、嗜睡半天，惊厥2次。患儿先天不足，此次病前有感冒发热，经西药对症治疗好转。刻诊：神志模糊，倦怠。恶心呕吐，吐出为涎沫，尿少黄赤，镜检尿蛋白（+++），大便3天未解，腹胀。苔薄白，舌质淡紫，脉弦有力，血压160/100mmHg。证属瘀阻肾络，水不涵木，激动肝风。治当活血利尿，佐以平肝息风，以下瘀血汤合镇肝熄风汤加减。

处方：桃仁12g，芒硝（冲）、土鳖虫、大黄（后下）、丑牛各10g，白芍、煅代赭石、川牛膝、钩藤（后下）各15g，地龙20g，旋覆花（包煎）9g。

每日2剂，日3夜2服。1天之后，头痛好转，神志清醒，二便通利，惊厥未作。再进3剂，日3服。药后诸恙咸安，血压正常。复以六味地黄汤调理。

按：患儿感受外邪，循太阳膀胱经而入肾，致肾络瘀阻，失主二关，水邪泛起。《张氏医通》曰："精不泄，归精于肝而化精血。"患儿先天禀赋不足，病后蛋白从尿中大量丢失，致肾精匮乏不化精血而贮于肝，肝血遂不足。张锡纯说："肝气行于肾。"兹肾络为瘀血所阻，肝气不能行肾而上逆。上逆之肝气与肝血亏虚失恋之肝阳并趋巅顶致脑络瘀阻，血瘀水遏，元神之府失养，故诸症蜂起。遣以下瘀血汤加丑牛、川牛膝、大黄以通肾络，使瘀水从前后分消。代赭石，质重以镇逆气，平肝降火，治血分祛瘀生新，消肿化痰；地龙，主小便不通，急慢惊风，通络降血压；旋覆花性禀轻扬，治头风，通血脉；诸药与白芍、钩藤共奏养血柔肝、平肝息风、疏通脑络之功。药后肾络通畅能司二关，肝阳不僭而潜镇，脑络瘀行水消，故诸恙悉瘥。

3. 急性肾功能衰竭

张某，男，38岁，1978年9月20日初诊。患流行性出血热3天，现尿少（每天少于200mL），伴神志时蒙，头痛头昏，表情淡漠，气促，阵发手足抽搐，恶心呕吐，厌食，腹微胀，双下肢浮肿，大便3天未解，苔微黄欠润，舌质红，舌下脉络青紫粗大，脉弦。查尿素氮50mg%，肌酐3.5mg%。证属疫毒瘀阻肾络，失主二关，痰浊上犯，脑络瘀阻。治当逐瘀活络，通利二便，佐以祛痰化浊，以代抵当丸加味。

处方：大黄（后下）、蒲公英、赤芍、石决明（先煎）各30g，芒硝（冲）、炙穿山甲、半夏各15g，桃仁18g，归尾20g，生地50g，丑牛10g，川芎12g。

每日2剂，每4小时1服。1天后，二便畅通。复与5剂，每日1剂，日3服。药后诸症好转，复查尿素氮19mg%，肌酐1.5mg%。更以六味地黄丸善后。

按：肾司二便，今疫毒阻滞肾络，肾乏气化之权，故两关闭塞。督脉与太阳起于目内眦，上额交颠，上入络脑。肾与膀胱为表里，肾失司二便，疫毒之邪不能分消，酿为痰浊，循膀胱之经入循脑络，脑络为瘀水所阻，元神之府难司神明，故为诸症。究其证之本在下，标在上，治当标本兼顾。方中归尾破血而下流，与大黄、芒硝、桃仁、丑牛、半夏峻逐肾络，祛痰降浊，通利二便。目上属于脑，两耳通脑，鼻通于脑，故目、耳、鼻之窍与脑相通。穿山甲，味淡性平，气腥而窜，其走窜之性，无微不至，故能贯彻经络，透达关窍，凡血凝血聚为病，皆能开之；川芎，上行头目；石决明，善治脑中充血作痛。脑病从窍治，故取诸药皆能达诸窍而疏通脑络，活血利水息风镇痛之功。生地、蒲公英、赤芍清解疫毒。药后肾脑之络脉得通，疫毒浊水之邪分消，元神之府得养，故诸症若失。

4. 悬饮

游某，男，70岁，退休干部。咳喘宿疾10年，受凉后加重伴发热5天，1984年7月7日入院。肌肤灼热，按之烙手（体温39.5℃），面色潮红，心烦汗出，咳嗽气促，吐少量白色泡沫痰，右胸闷塞，脘痞纳呆，肢体倦怠，尿黄，苔薄白欠润，舌质有瘀点，脉浮数。胸透：右斜裂积液。证属悬饮，乃气虚血瘀水遏，兼感暑邪。以其古稀之年，邪热鸱张，冀顿挫其邪，以青霉素、氢化考地松静脉滴注，中药辛凉涤暑、祛痰止咳。3天后，体温降至正常，即撤去全部西药，治以益气活血、通利三焦。

处方：黄芪25g，地龙、紫菀、麦冬各15g，桃仁、川芎、杏仁、茵陈各12g，红花、旋覆花、葶苈子各10g，茯苓18g，桑白皮24g，连翘20g。

水煎服，每日1剂。19剂后，咳嗽气促好转，胸闷消失。胸透：右侧斜裂积液已吸收。更以柴芍六君子汤调理1周出院。

按：久宿咳喘，肺气本耗，壮火食气，肺气更亏可知。气虚血瘀水停，暑邪鸱张。急则治标，待暑邪锐减后，率以黄芪、地龙、桃仁、红花、川芎益气活血，化瘀通络。旋覆花开结下气，行水消痰，故肺中伏饮宜之；桑白皮，去肺中水气；葶苈子，肺中水气膹急者，非此不能除；以三者专消叶间积液。杏仁开源于上，茯苓斡旋于中，茵陈渗利于下，则三焦决渎有权。紫菀宣肺降气止咳，连翘清余邪之热，麦冬生津以防耗液。谨守此方，遂奏全功。

5. 呼吸衰竭

刘某，男，48岁，1984年5月22日初诊。咳嗽喘累10余年，发作1周伴呼吸窘迫1天。刻诊：呼吸急促，张口抬肩，鼻翼扇动，大汗淋漓，口唇紫绀，心悸，烦躁，腹胀，小便黄赤短少，大便2天未解。查：呼吸26次/分，三凹征（+），两肺可闻及干湿啰音，心率100次/分，律齐未闻及杂音，苔微黄腻，舌质紫暗，舌下脉络青紫粗大，脉弦数有力。证属瘀水阻滞肺络，肺失宣降。治以活血通络，宣肺利尿。以己椒苈黄丸合苇茎汤加减。处方：防己、葶苈、芦根、地龙、苡仁、郁金、丹参、威灵仙各30g，椒目10g，干姜15g，大黄（后下）20g，桃仁18g。每日2剂，水煎，每4小时1服。1日之后，大便5次，先硬后溏，小便量大增，咳喘减轻。减大黄半量，更进3剂，每日1剂，日3服。药后喘累告平。复以柴芍六君子汤调理。

按：患者久咳，肺气必虚，气虚不帅血行而肺络瘀滞，肺不通调水道而水湿内蕴，瘀水阴凝为寒，脉络为之收引而挛急，肺失肃降，腑气上逆，肺之宣降困惫不支，呼之难呼，吸之难吸，故喘促似脱矣。此盛实假虚之候，急则治标。方中桃仁、丹参、郁金、地龙活血逐瘀以通肺络。苡仁治肺水肿，排尿障碍；防己，功专行水决渎，以达于下；芦根，能渗湿利水；葶苈，疗肺壅上咳嗽，定喘促，除中痰饮，《本草纲目》还强调说“然肺中水气满急者，非此不能除”；椒目，泄水消满；诸药均泄肺中之水邪以祛饮之壅阻。干姜、威灵仙温肺散寒以除肺络之挛急。大黄通腑助肺气之肃降。诸药共伍，使肺络之瘀血得行，肺能通调水道，宣降有权，喘促遂瘥。

对中医内科急症之机，近年学者指出多为因虚致实，进而致急致危。其实者何？我认为，乃脏腑功能不足，不能帅血运行而血瘀，血不利则为水，使三焦决渎失权而水饮内停，瘀水遏阻，脏腑功能更为困惫，故危象日笃。此时如从虚治，则愈壅其邪，瘀水遏甚；而权从活血逐水论治，则瘀行水消，邪去正安，脏腑功能为之振奋，可力挽狂澜，拯救沉疴！当然，活血利水乃治标权宜之计，一旦瘀行水消，则当转从扶正。否则诛伐无过，正气被伤，虚象毕现，亦为临床抢救之大忌。总之，我体会，从水血相关论治急症，会给中医抢救急症开拓成功的前景。

二、水血相关论治急腹症

1. 急性胆囊炎

杨某，女，30岁。1983年7月21日初诊。因右上腹疼痛1天入院。曾用西药对症治疗无效。刻诊：右上腹胀痛，为持续性疼痛，按之痛甚，痛引肩背，伴发热恶寒，汗出，口干喜饮，恶心，曾呕吐1次，为胃内容物。腹微胀，大便2天未解，小便黄。查体：体温38.6℃，巩膜不黄，右上腹有明显压痛、反跳痛及肌紧张，莫菲征阳性。B超：胆囊空腹充盈比正常大，囊壁厚0.4mm，光滑，胆管扩张，壁增厚，反光增强。化验：血白细胞$14.25\times10^9/L$，中性粒细胞$0.87\times10^9/L$，淋巴细胞$0.13\times10^9/L$；尿三胆和血、尿淀粉酶均呈阴性。舌苔黄，舌质红，脉弦数。辨其证属肝郁胆遏，血瘀水滞，胃失和降。治以西医体液支持疗法；中药疏肝利胆，活血利水，佐以通腑，用四逆散加味。

处方：柴胡、枳实各15g，白芍24g，郁金、姜黄各30g，滑石、厚朴各18g，泽泻20g，大黄（后下）12g，甘草5g。

每日2剂。水煎，每4小时1服。翌日，解稀溏大便2次，量较多，腹痛减轻，右上腹肌紧张及反跳痛消失。予前方加减，改为每日 1 剂，水煎日 3 服。5 剂后痊愈出院。

按:《难经·四十九难》曰:“胆在肝之短叶间，盛精汁三合”。其所藏精汁的化生与排泄，与肝的关系密切。故《东医宝鉴》指出:“肝之余气，泄于胆。”今患者肝气不疏，气滞血瘀水阻，胆汁排泄不畅，胃失和降，不通则痛，诸症作矣。方以柴胡、白芍、枳实、甘草疏肝利胆;郁金、姜黄、泽泻、滑石活血利水以泄胆汁;大黄、厚朴通腑以和胃。且大黄通宣一切气，调血脉，泄壅滞、水气;厚朴能入肝，平肝之横恣，以愈胁下焮痛，去结水，破宿血;可见，二药更助诸品疏肝利胆活血利水之功。药后肝气得疏，血行水畅，胆汁下泄，胃腑和降，故痛霍然。

2. 急性肠梗阻

冯某，男，24 岁。1978 年 4 月 12 日初诊。腹痛 6 小时入院。刻诊：腹痛突然发作，为阵发性，痛时以脐周为主，转侧不安，腹胀肠鸣，不矢气，伴恶心呕吐，吐出为胃内容物，大便 2 天未解，小便黄赤短少。查体：急性病容，轻度脱水征，腹稍膨满，未见肠型及蠕动波，全腹软，仅见下腹稍有肌卫及轻度压痛，无反跳痛，可闻及高调肠鸣及气过水声。化验：血白细胞 7.35×10^9/L，中性粒细胞 0.72×10^9/L，淋巴细胞 0.28×10^9/L。尿常规（-）。X 线检查：腹平片显示上腹部肠管充气，并有明显液平面。舌苔黄，舌质紫暗，脉弦实。证属气滞腑实，血瘀水遏。治以西医体液支持疗法；中药理气攻下，活血逐水，用厚朴三物汤加味。

处方：厚朴30g，枳实、桃仁、泽兰各15g，大黄（后下）20g，丹皮18g，桔梗10g，赤小豆20g。

每日2剂。水煎。每2小时1服。服药2次后，矢气频转，解出稀大便2次。嘱前药改为4小时1服，至腹痛消失。继以疏肝和胃善其后。

按：本例肇于气滞腑实。而气滞血亦瘀，腑实更阻气，血瘀则滞水，气结水亦停。故有腹痛、便秘、肠腔充气、有液平面等症。其气滞腑实是本，血瘀水遏乃标。标本相因，呈恶性循环，致升降出入之气机悖逆。《素问·六微旨大论》曰："出入废则神机化灭，升降息则气立孤危。"可知证情险恶。治宜标本兼顾。方以厚朴、枳实理气；大黄通腑攻下；桃仁、丹皮活血；泽兰、赤小豆利尿；妙在使桔梗宣畅肺气，肺气开则腑气通，亦助通秘下便，有升降相济之妙。药后气机调畅，腑实得通，血行水布，病证遁矣。

3. 急性胰腺炎

付某，女，20岁。1984年5月13日初诊。上腹疼痛7小时入院。刻诊：上腹部偏左处持续性疼痛，按之痛甚，向腰背部放射，伴发热，恶心，呕吐，吐出为涎沫。大便2日未解，小便黄赤。查体：体温38.5℃，上腹部偏左处压痛（+），无反跳痛和肌卫，肠鸣音弱。血白细胞$11.8\times10^9/L$，中性粒细胞$0.84\times10^9/L$，淋巴细胞$0.16\times10^9/L$。血淀粉酶512IU（温氏法）。苔微黄腻，舌质红有紫气，脉弦。证属肝郁气滞，血瘀湿阻。治以西医体液支持疗法；中药疏肝理气，活血利湿，用当归芍药散加减。

处方：当归、青皮各12g，赤芍、白芍各24g，茯苓18g，泽泻、枳实、柴胡、延胡索各15g，大黄（后下）、蒲公英各20g。

每日2剂，水煎。每4小时1服。1日之后，大便已解，腹痛减轻。效不更方，再服3剂。药后诸恙悉安，复查血白细胞总数及分类、淀粉酶均恢复正常。

按：《灵枢·厥病》曰：“厥心痛，腹胀胸满，心尤痛甚，胃心痛也。”与本病相似。缘肝气不疏，血瘀阻滞，胰液排泄受阻所致。方以柴胡、枳实、青皮、白芍、蒲公英疏肝理气；当归、赤芍、延胡索活血化瘀；泽泻、茯苓健脾除湿；大黄通腑攻下。药后肝气得疏，胰液调畅，腑气下行，血活湿除，故病迅愈。

4. 输尿管结石

张某，男，45岁。1987年3月20日初诊。右侧腰部阵发性绞痛1天入院。刻诊：腰痛突然发作，向右下腹及右大腿内侧放射，伴胸胁胀满，尿淋涩刺痛，尿液浑赤，大便1天未解。查体：急性病容，痛苦表情，右侧肾区叩击痛（+）。尿检：红细胞（+++），白细胞（2～5）。X线尿路平片：右侧输尿管结石约0.5cm×0.4cm。苔微黄腻，舌质暗，脉弦。证属肝郁气滞，湿阻血瘀，蕴而化热，熬煎尿液成石，阻塞水道。治以西医体液支持疗法；中药活血化瘀，攻下排石通淋，以下瘀血汤加味。

处方：桃仁、芒硝（冲）各15g，土鳖虫、桔梗各10g，赤芍、白芍、海浮石、滑石各30g，石韦、大黄（后下）各20g，茯苓18g，川牛膝25g。

每日2剂，水煎，每4小时1服。3日之后，腹痛缓解，小便畅通。遂以此方加减，每日1剂，连服半月，终从尿中排出米粒大小砂石数粒，经X线尿路平片复查，未见结石。

按:《本草正》曰:“肝固血脏，更司小水。”本例始于肝气不疏，致血瘀水遏，煎凝为石，更阻水道。其治如从气分疏肝，有隔靴搔痒之嫌。故径从活血逐瘀以疏肝利尿。方中桃仁散肝经之血结；土鳖虫乃足厥阴药也；赤芍专入肝家血分，除血痹，破坚积，利小便；川牛膝入肝行血，治淋痛尿血；诸药皆入肝活血化瘀，疏肝利尿通淋。海浮石软坚通淋，治石淋；滑石能疗五淋，偏主石淋；芒硝破五淋；重用三味，以石攻石排石。大黄通大便以利小便，且助诸矿石药逐石。然尿石之排，终须三焦决渎通畅以涤荡之。故以桔梗宣肺，茯苓运脾，石韦导下，则三焦水道通调，尿畅石排，病瘥矣。

外科急腹症，临床以痛、呕、闭，胀为四大主症，其局部病理均有充血、水肿表现。诸急腹症，或胆汁排泄不畅，或胰液疏泄不利，或肠液阻遏，或小便受困。揆其病机，总因气滞腑实。

气滞难帅血行，腑实更困气机，遂致血瘀。血瘀水阻，津不四布，血乏津载，其瘀益甚，终归水血相关病理。有鉴于此，我在临床必以西医体液支持疗法，使津充四布，载血以循，血行水畅；同时，中药理气通腑之中，重在活血化瘀，利湿泄水，使气畅腑通，血行水布。如此治中肯綮，故能奏效。

三、水血相关论治淋证

1. 血淋

张某，女，42岁，1987年4月13日初诊。小便热涩刺痛1天。小便频数，1日达20余次，尿色深黄，时夹紫色血块。伴右侧腰脊酸楚，有时少腹作胀。查尿常规：蛋白少许，上皮细胞少量，白细胞（+），红细胞（2～4）。苔腻质红，脉濡数。证属湿热下注膀胱，遏伤胞络，迫血妄行。治当活血利水，止血通淋，用自拟血淋汤。

处方：生地、瞿麦各30g，栀子12g，藕节炭、滑石各15g，木通、蒲黄炭、桔梗各10g，琥珀、甘草各5g，赤芍18g。每日1剂，水煎日4服。2剂后，小便涩痛减轻，次数减少，尿色转淡红。更进3剂，复查小便正常，诸症若失。

按：血淋为胞络被伤，迫血妄行。但其所由，乃湿热壅阻州都；络伤血瘀水阻，更助湿热蕴结，络伤益甚。本方妙在利尿与活血熔于一炉，水血互治，湿热俱去，故症霍然。

2. 膏淋

周某，女，38岁，1979年4月28日初诊。小便混浊如米泔水，反复发作1年。1年前，因疲劳而解乳白尿，掺杂红色，曾用西药海群生、抗生素及中草药治疗，一度好转。此次发作后，迭经上述治疗无效。症见小便沉淀如絮状，上有浮油如脂，时混血液，尿道热涩疼痛。苔微黄腻，舌质红，脉细涩。查小便：蛋白（+～++），红细胞（++～+++），白细胞（0～4）。证属湿热壅阻州都，血瘀阴亏，脂液失约。治以清热利湿，活血养阴，佐以固涩脂液，用猪苓汤合大补阴丸加减。

处方：猪苓、阿胶（烊）各15g，茯苓、滑石、苦参、泽泻各18g，黄柏、知母各12g，龟甲（先煎）、生地、海金沙各20g，萆薢10g，甘草5g。每日1剂，水煎日4服。3剂之后，小便浊如米泔减轻，尿道热涩疼好转。更进5剂，复查小便正常，诸恙咸安。

按：本例乃湿热下注，蕴结膀胱，阻滞气化，伤及胞络，逼迫脂液随小便混杂而下，故其尿液如脂如膏。治若囿于清热利湿分利，则阴血更伤，肾气难固。故本方在大队活血利尿通淋药中，加以滋补肾阴药同用，既避专肆分利劫伤营阴之害，又具滋肾固涩脂液而不恋邪之功，治中肯綮，故奏效矣。

3. 劳淋

病例一：李某，女，40岁，工人，1980年5月初诊。患劳淋3年，发作1周。前医治以知柏地黄丸、滋肾通关丸、补中益气汤合六味地黄丸等罔效，延诊于余。刻诊：尿意窘迫，尿频，尿时刺痛，淋沥不畅，尿色黄，伴头面轻度水肿，心烦易怒，口干苦，腰疼，苔薄白，舌质正有瘀点，脉弦细。尿检：白细胞（++），红细胞（+）。当属淋证，乃湿热阻滞州都，膀胱气化不利，水停血瘀，累及于肾。治宜活血化瘀，利尿通淋。

处方：桂枝、茯苓、丹皮、桃仁各12g，赤芍20g，木通、桔梗各10g，车前草、瞿麦各30g，滑石18g，柴胡15g。

每日2剂，连服5日，诸症好转，尿检阴性。更以六味地黄丸善后。随访2年，未见复发。

按：《血证论·脏腑病机论》：水结则淋，水结亦病血。本例尿不畅，镜检有血，是水血俱病之明证。揆其病机，乃湿热客于膀胱，肾之气化不利。水遏血瘀，诸恙悉起。《血证论·脏腑病机论》："小便虽出于膀胱，而实则肺为水之上源，上源清，则下源自清。脾为水之堤防，堤防利，则水道利。肾又为水之主，肾气行，则水行也。"以柴胡、桔梗启盖清上源，茯苓渗中利堤防，桂枝通阳行肾气。桃仁、丹皮、赤芍、木通、瞿麦、滑石、车前草活血化瘀，利尿通淋。药后水结开，瘀血行，而淋证遁矣。

病例二：张某，男，50岁，1985年7月21日初诊。小便淋沥不爽，反复发作已3年，加重半月。自罹患以来，频服苦寒清利方药，疗效平平。兼小便有不尽之感，少气懒言，头晕，面浮足肿，肢体困倦，苔薄白，舌体胖紫，脉濡细而缓。证属脾气亏虚，血瘀水滞。治以益气活血，利尿通淋，用四君子汤加味。

处方：党参、炙黄芪、赤芍各 20g，茯苓 18g，白术、益智仁、瞿麦、泽泻各 15g，巴戟 12g，木通 10g，炙甘草 5g。

每日 1 剂，水煎日 3 服。3 剂之后，小便已畅。更与 5 剂，诸症若失。

按：《灵枢·口问》曰："中气不足，溲便为之变。"本例脾气亏虚，气虚不摄，水液妄行，气虚血瘀，血不利则为水，俱渗州都，气化不利，故小便淋沥。劳则气耗，故遇劳复作。方以四君子汤加炙黄芪健脾益气，帅血摄津。更以益智仁、巴戟补肾健脾，强化州都气化之能。瞿麦、赤芍、木通、泽泻活血利尿通淋。药后脾气振奋，州都气化有源，故淋证顿瘥。

4. 气淋

徐某，男，45 岁，1978 年 9 月 20 日初诊。小便涩滞 1 天半。2 天前与人争吵，大怒之后觉小便淋沥不爽。兼心烦易怒，抑郁不乐，善叹息，纳呆食少，少腹胀满，苔薄白，脉弦。证属大怒伤肝，厥阴之气失之疏泄。治以疏肝活血，利尿通淋，用当归芍药散加减。

处方：当归、香附各 12g，白芍药 24g，茯苓、泽泻、海金沙各 18g，代赭石（先煎）、石韦各 20g，栀子、柴胡、川芎各 9g，琥珀 6g，甘草 5g。

每日1剂，水煎日4服。3剂后，诸症好转。更与2剂，小便如常。

按：本例大怒伤肝，肝失疏泄，血循不畅，水道滞涩，故小便淋沥。对此，《赤水玄珠》指出："治当开郁火，养阴血，兼以导气之药。"故治以疏肝理气，解郁清热，养血活血，利尿通淋。

《素问·灵兰秘典论》曰："膀胱者州都之官，津液藏焉，气化则能出矣。"淋证排尿功能障碍，总缘于膀胱气化不利，甚或气化无权，致尿液不能正常出矣。盖湿热蕴结膀胱，胞络痹阻，气化失常，甚或遏伤胞络，或逼注脂液，或煎熬尿液，或耗伤气血，发为诸淋。《临证指南医案·淋浊》指出："用滑利通阳，辛咸泄急，佐以循经入络之品。"我受教于此，注意到淋证病变中存在水血相关病理，故在辨证施治中常加入活血与利水药物。活血助利尿，利尿可除湿，湿去热能泄，活血并能引血归经而止血，或导脂液重归其道，或逐瘀排石。活血利尿法可泛治淋证，且疗效满意，值得推广。

四、水血相关论治妇科疾病

1. 经行前后水肿

廖某，女，35岁，工人，1981年7月初诊。月经愆期，经行不畅，量少瘀多1年，伴经行前后头面、双踝部水肿半年。前医迭以归脾汤、逍遥散、济生肾气丸、五皮饮等治疗，疗效平平。刻诊：经行已过3天，腰腹时感刺痛，烦躁易怒，口干苦，小便黄，大便不爽，苔薄黄，舌质紫，脉弦涩。证属肝气不疏，气滞血瘀水停。治以疏肝理气，活血利尿。

处方：白芍 24g，枳壳 20g，蒲黄、五灵脂、路路通各 10g，王不留行 12g，柴胡、红花、泽兰、茯苓、茵陈各 15g，苡仁 24g，赤小豆 18g。

水煎服。嘱经行前后 1 周内，每日 1 剂。连服 3 个月，经调肿消。复以丹栀逍遥散加减调理。随访 2 年，未见复发。

按：《血证论·阴阳水火气血论》："瘀血化水，亦发水肿，是血病而兼水也。"本例经行愆期，瘀去不畅，水气内停，故经行前后水肿。治当逐瘀为主，利水兼之，并行不悖。以柴胡、白芍、枳壳疏肝理气，蒲黄、五灵脂、红花、路路通活血化瘀通络。王不留行，走血分，利小便；泽兰，破宿血，除身面四肢肿；赤小豆，散恶血不尽，治水肿皮肌胀满；以三者活血调经，消其经前后水肿。茯苓、苡仁、茵陈渗湿利尿。药后瘀去水消，诸恙咸安。

2. 产后癃闭

张某，女，32 岁。1975 年 3 月 9 日初诊。产后 4 天，小便淋沥若滴 2 天，大便秘结 1 天。用抗生素及导尿治疗，其效不显，遂延诊于余。刻诊：小腹硬满刺痛，昼夜呻吟，口不渴，脘痞纳呆，舌质紫暗，苔薄白，脉弦实。妇科诊断为阴道血肿压迫膀胱及尿道。中医辨证属瘀血蓄于下焦，遏阻水道。治当破瘀荡水，用桃核承气汤加减。

处方：桃仁、红花各12g，大黄（后下）15g，芒硝（冲）10g，桂枝8g，甘草5g，三七9g，泽兰、黄芪、赤小豆各20g。

水煎，每4小时1服。服药3次后，解大便2次，质溏薄，随即从阴道频频下紫黑血水夹血块共约500mL，小便顿通。妇科检查阴道血肿消失。予服六味地黄汤加减善后。

按：《金匮要略》指出："妇人少腹满如敦状，小便微难而不渴，生后者，此为水与血俱结在血室也。"此产后阴道血肿，小便不通，正水与血俱结在血室之证，故取大黄甘遂汤攻下逐水之义，以桃核承气汤破瘀攻下，寓利尿于通腑之中。加三七、红花、赤小豆、泽兰逐瘀利水；产后血气已伤，故用黄芪益气以帅血行。药后腑气下行，血肿溃破，血行水利，故癃闭顿开。

3. 癥瘕

刘某，女，32岁，1975年10月8日初诊。右下腹胀痛半年，加重5天。刻诊：右侧腰部酸楚，转侧欠自如，白带多，色黄而黏稠，有秽臭气味，尿黄短少，口干苦不喜饮，舌质淡紫，脉弦细。妇科检查为右侧输卵管积水。证属气滞血瘀，水邪遏阻。治以理气活血利水，用四逆散合少腹逐瘀汤加减。

处方：柴胡、没药、川芎各15g，枳实18g，白芍24g，小茴香、干姜、蒲黄、五灵脂各10g，玄胡20g，当归12g，赤芍、赤小豆、泽兰各 30g。

每日 1 剂，水煎日 3 服。5 剂后腹痛减轻，惟过劳后腰骶部和小腹隐痛。仍以前方加减，25 剂后诸症悉除，妇科检查输卵管积水已消除。

按：肝足厥阴之脉，循股阴，入毛中，过阴器，抵小腹。患者肝气不疏，气滞血瘀，血不利则为水，水邪内遏，湿热下注。方以柴胡、枳实、小茴香、五灵脂疏肝理气；干姜以温化水饮阴邪；玄胡、没药、当归、川芎、赤芍、蒲黄、赤小豆、泽兰活血化瘀利水；白芍平肝，且可防诸活血利水药伤阴之弊。诸药之治正中肯綮，诸症咸安。

4. 肠覃

苏某，女，32 岁，1981 年 5 月 28 日诊。月经愆期半年，少腹硬满疼痛 1 个月。症见经行不爽，淋沥不止，每次 10 天左右，有紫色瘀块。少腹疼痛绵绵，逐渐加重，按之有硬块如桃大；伴面色青晦，头目眩晕，胸胁胀满，纳呆，腰膝酸软，精神萎靡。经某院妇科检查诊为浆液性卵巢囊肿，嘱其手术治疗。患者不从，乃延诊于余。查舌有紫气，苔薄白，脉沉弦。此肝气郁结，冲任不调，瘀血痰饮凝结所致。治以疏肝理气，祛痰逐水，用四逆散合桃红四物汤加减。

处方：柴胡、川芎各 15g，枳实、桃仁、青皮各 18g，白芍、槟榔、苡仁、川楝子各30g，红花、当归各12g，桂枝、干姜、小茴香各10g。

每日1剂，水煎3服。1周之后，精神好转，食欲增加，少腹疼痛减轻。继进10剂，诸症递减，少腹已扪不着包块。效不更方，再进15剂，诸恙痊愈。经妇科复查，卵巢囊肿已消散。改以逍遥散与六味丸加减调理善后。

按:《灵枢·水胀》曰: 肠覃何如，寒气客于肠外，与卫气相搏，恶气乃起，息肉乃生；其始生也，大如鸡卵，稍以益大，至其成，如怀子之状，久者离岁，按之则坚，推之则移，月事以时下，此其候也。诚与本病相似，故属之。方用柴胡、青皮、小茴香、川楝子疏肝理气，以散气结；桃仁、红花、当归、川芎、白芍逐瘀，以消血积；桂枝、干姜以散寒涤饮；槟榔能行气利水消积，苡仁最善利水，故重用二味，倍增诸药散气逐瘀蠲饮之功。药后肝郁得疏，冲任调达，痰蠲瘀消，故卵巢囊肿遁矣。

5. 羊水过多

胡某，女，25岁，1981年3月12日初诊。妊娠7个月，腹部异常增大1个月。患者形体丰腴，腹部增大超过妊娠月分，伴倦怠乏力，少气懒言，汗出不止，心悸不能平卧，纳呆，腹部胀痛，小便量少，大便溏薄，舌质淡紫，苔薄白润，脉沉弦。妇科检查羊水过多。证属心脾气虚，血瘀水遏。治拟补益心脾，活血利尿，用黄芪桂枝甘草汤合当归芍药散加减。

处方：桂枝10g，炙甘草5g，黄芪、茯苓、益母草各30g，当归12g，白芍、泽泻各20g，白术、川芎各15g。

每日1剂，水煎日3服。1周之后，诸症大减，腹围亦明显缩小。遂改以间周服上方2剂。至足月分娩一男孩，追述产时未见明显羊水过多。

按：胞脉属心而络于胞中。患者心之阳气亏虚，不能帅血运行而血瘀，血不利则为水，与脾虚不能运化之水湿阻遏胞宫，故羊水过多。方中黄芪、桂枝、炙甘草补益心之阳气；白术、茯苓健脾以运水湿；当归、川芎、白芍、益母草、泽泻活血利水。药后心脾得补，心主血行，脾运水湿，血行水决，故过多之羊水得消。

冲为血海，任主胞胎。冲任脉与妇女经、带、胎、产的生理关系密切。而冲任脉的始末与循行，与足少阴肾、足厥阴肝、足太阴脾的经脉相通。《素问·评热病论》说："胞脉属心而络于胞中。"可见，冲任二脉与心肝脾肾相关联。在病理状态下，心不主血而血瘀，血不利则为水；脾不运化而水湿内停；肝气不疏，少阳三焦决渎失司，水道不利；肾不司二便而水邪泛起，如进一步影响冲任则发为妇科疾病；或在妇科疾病过程中，由冲任脉失调进而波及心肝脾肾，均为血瘀水遏的病机。其治当以水血相关论之。又汪石山云："妇人属阴，以血为本，但人肖天地，阴常不足，妇人加有乳哺、月经之耗，是以妇人血病者多。”就妇人血病而言，血虚者补水以充之，血热者壮水以制之，血寒者温水以煦之，血瘀者逐水而祛之，血不利则为水，更当利水以活血。因此，临床从水血相关治疗妇科疾病，常可使某些疑难病症获得较好的疗效，值得我们重视。

五、水血相关论治皮肤病

1. 湿疹

冉某，男，62岁，1985年4月6日初诊。两上肢肩部及颈部患湿疹已1年多，屡经中西药治疗，效果平平。本次发作已月余，症见患处密布丘疹，渗水甚多，点滴下流，皮肤变厚粗糙，呈苔藓样变，色素沉着，瘙痒难忍，身微恶寒，汗出较多，口干喜饮，大便如常，小便微黄短少，舌苔薄白，舌质紫暗，脉濡缓。此阳虚不能化气帅血，血不利则为水，与风遏肺卫，水道遏阻之水郁于肌表，酿成湿毒所致。治以温阳化气，祛风解毒，活血利水，方用五苓散加减。

处方：茯苓20g，桂枝、泽泻各12g，苡仁30g，猪苓15g，桃仁、红花、赤芍各18g，荆芥10g，连翘24g。

每日1剂，水煎服。3剂之后，患处渗水明显减少，全身汗出基本停止，恶寒消失，口干减轻。效不更方，再服3剂，诸恙咸安。随访1年，未见复发。

按：本例既往治疗过服苦寒清热解毒之剂，苦泄伤阳，致阳虚气化失职，血滞湿蕴酿毒，兼感风邪而诱发。以五苓散去白术加苡仁，温阳化气利水，桂枝助荆芥祛风，连翘解毒，桃仁、红花、赤芍活血化瘀。药后阳振而能气化，血行水畅，风邪祛除，湿毒俱去。

2. 天疱疮

张某，男，32岁，1982年5月15日初诊。全身性皮疹1周，经西药对症处理无效，延诊于余。刻诊：皮疹为大小不等的圆形或不规则形水疱，疱壁薄而松弛，有表皮棘层松解现象，瘙痒，疼痛。伴发热，纳呆，苔薄白，脉弦。证属热毒内蕴，水遏血瘀。治以清热解毒，活血利水，用黄连解毒汤加味。

处方：黄连6g，黄柏、黄芩、苏木各15g，栀子12g，土茯苓、赤小豆、赤芍、苡仁各30g，益母草24g，连翘、白鲜皮各20g。

每日1剂，水煎服。3剂之后，水疱消退，瘙痒、疼痛减轻。前方去栀子、黄芩、土茯苓、益母草，加玄参、生地、茯苓、山药，3剂之后，诸恙咸安。

按：本证乃热毒蕴结，阻遏血行，渗为水邪，与热毒并发于肌肤，发为天疱疮。以黄连解毒汤加连翘清热解毒治其本，赤小豆、苏木、益母草、赤芍活血化瘀，土茯苓、苡仁、白鲜皮径利水邪。药后热毒得解，血行水利，诸症悉瘥。

3. 接触性皮炎

潘某，男，38 岁，1987 年 3 月 20 日初诊。右手拇指及手背肿胀作痒 3 天。因以农药拌稻谷种，连续接触农药 2 个多小时所致。发病后，经西药对症治疗效果不显。现右手拇指及手背红肿，有丘疹和水疱，灼热疼痛，瘙痒，破后有黄色渗液，口干苦，小便黄赤短少，大便如常，苔薄白，脉弦。证属药毒淫浸，滞血遏水。治当解毒清热，活血利尿。

处方：银花 30g，连翘、板蓝根、土茯苓各 24g，玄参、生地、赤芍各 20g，丹皮、泽泻各 15g，木通 10g，黄连 6g，甘草 5g。

每日 1 剂，水煎服。3 剂后，拇指肿胀全部消退，痒亦止；但手背仍见红肿。前方减其量服用，2 剂之后，遂告痊愈。

按：患者右手为药毒浸袭，及于血分，故红肿、丘疹、疼痛；血不利则为水，故有水疱，搔破后有黄色渗液。治以银花、连翘、板蓝根、玄参、生地、黄连、土茯苓、甘草清热解毒，丹皮、赤芍、木通、泽泻活血利尿。药后热毒清解，血行不滞，其症即除。

4. 脓疮病

侯某，女，9 岁，1976 年就诊。面部生脓疮流脓水已半月，经某院诊为“传染性脓疮病”，服银翘散等药不效，遂延诊于余。头面部有如豆大小不等之脓疮，疮壁薄而松弛，边缘潮红，偶有皮损糜烂，尤以额部皮损较多，渗出黄色脓液，部分已结灰黄色痂皮。苔薄白，舌质紫暗，脉弦数。此肺卫蕴热酿毒，血瘀水阻所致。治当清热解毒，活血利尿，用大黄黄连泻心汤加味。

处方：大黄、黄连、木通各6g，黄芩、玄参、丹皮、赤芍、泽泻各9g，土茯苓、赤小豆各12g，连翘15g，甘草5g。

水煎服，每日1剂。3日之后，头面部糜烂减轻，渗出减少。但脓疮基底尚潮红，表面仍有脓疮及痂皮。又服3剂，皮损基底潮红消退，已显现正常皮肤，未见新生脓疮。复与原方加减调理，遂告痊愈。

按：患者感受热毒，由气分袭于血分。银翘散清气分热毒，如隔靴搔痒，故不效焉。此热毒蕴结，必碍血行，血不利而成水，水血交加，热毒胶着，故缠绵难愈。以大黄黄连泻心汤加连翘、玄参、土茯苓清热解毒，丹皮、赤芍、赤小豆活血化瘀，木通、土茯苓、泽泻利水渗湿。药后热毒得解，瘀畅水行而病愈。

六、血证治水举隅

1. 咯血

张某，男，42岁。1983年5月18日初诊。咯血3天，经中药凉血止血治疗罔效，延诊于余。刻诊：咯血，1日约80mL，色淡红，夹痰涎较多，伴咳嗽气促，吐泡沫样痰，眼睑轻度浮肿，胸闷纳呆，肢体倦怠，口不干，小便微黄量少，大便如常，苔薄白润，舌质正，脉弦。证属痰饮壅肺，损伤肺络。治拟祛痰涤饮，宣降肺气，以葶苈大枣泻肺汤合二陈汤加味。

处方：葶苈、茯苓各18g，大枣、杏仁、半夏各15g，陈皮9g，紫菀、桑白皮各20g，车前子（包煎）12g，炙甘草5g。

每日1剂，水煎日4服。2剂之后，咯血减少，咳嗽亦减。效不更方，更服3剂，咯血遂愈，咳嗽亦瘥。更以香砂六君子汤加减善后。

按：本例咯血，系痰饮壅肺，肺失宣降，咳伤肺络所致。前医只注意咯血之标，未识其痰饮壅肺之本。而治痰饮者当以温药和之，前医反以凉血止血与之，愈壅闭其痰饮令咳嗽不已，咯血亦不能愈。我改从水治血，方以葶苈大枣泻肺汤合二陈汤加桑白皮、车前子祛痰蠲饮，杏仁、紫菀宣降肺气。药后痰饮得化，肺复宣降之权，肺络安宁，故咯血遁矣。

2. 尿血

王某，男，12岁。1978年3月21日初诊。小便带血3天。刻诊：小便中混有血液，色淡红，小便不爽，但尿时不疼，伴眼睑轻度浮肿，咳嗽吐痰，微热恶寒，不出汗，口不干，纳可，大便稀溏，每日1～2次，苔薄白，舌质正，脉弦。此外感风邪，风遏水阻，损伤胞络所致。治拟祛风宣肺，利尿宁胞，以三拗汤合四苓汤加减。

处方：麻黄8g，茯苓、猪苓、泽泻、桑白皮各15g，车前草30g，杏仁12g，陈皮9g。

每日1剂，水煎日4服。3剂之后，尿血大减。更进3剂，尿血痊愈。

按：此外感风邪，肺失宣降，肺为邪阻，不通调水道，水壅州都，损伤胞络而尿血。《血证论》曰："肺为水之上源，金清则水清，水宁则血宁，盖此证原是水病累血，故治水即是治血。"故方以麻黄、杏仁、桑白皮宣肺通调水道，茯苓、陈皮健脾以运化水湿，猪苓、泽泻、车前草通利州都。药后肺之肃降有权，水道通调，遏水得利，胞络安宁，血归其道，故尿血顿止。

3. 便血

杨某，男，48岁，1985年10月20日初诊。大便下血3天，经槐花散加味治疗效果平平，遂延诊于余。刻诊：大便带血较多，1日约100mL，大便干结不爽，面色不华，呈轻度脱水貌，皮肤干燥，脐周隐痛，口干舌燥，尿少黄赤，舌苔薄白乏津，舌质红，脉细数。证属津液亏耗，水不载血，血溢肠络。治拟壮水载血，润肠通便，以益胃汤加减。

处方：沙参30g，麦冬、玉竹各18g，花粉、知母、山药、麻仁（研）、芦根各15g，谷芽、麦芽、黄精各20g，甘草5g。

每日1剂，水煎日3服。3剂之后，便血大减。更进2剂，便血痊愈。

按：患者便血前曾泄泻水样便数日，虽经门诊西药对症治疗好转，但津液大伤，血乏水载而瘀滞损伤肠络，故便血矣。

治在大补其水，使水津四布，五经并行，则血因水载而复归常道，肠络始宁，便血遂止。方以沙参、麦冬、花粉、黄精、玉竹、山药、甘草补津液以壮水，知母、芦根、谷芽、麦芽、麻仁泄热利尿消导通便。药后水充液润，血就水载而不溢于肠络，故便血瘥矣。

4. 紫斑

杨某，女，38岁，1979年7月20日初诊。皮肤出现瘀点已1周，经玉女煎加减治疗效果不佳，遂延诊于余。刻诊：全身皮肤散在瘀斑，以四肢为多，色紫红，时轻时重；间有齿衄，色红；伴头晕，心烦，口干喜饮，盗汗，五心潮热，舌质红，苔少，脉细数。此肺胃津亏，津不润血，血乏水载而溢于肌肤所致。治拟滋肺胃津液，充水宁血，以白虎汤加减与之。

处方：沙参30g，石膏60g，麦冬、女贞子各20g，黄芩、知母、山药、玉竹、芦根各15g，甘草5g。

每日1剂，水煎日3服。3剂之后，紫斑大减。再进5剂，紫斑痊愈。随访1年，未复发。

按：肺主皮毛，脾主肌肉，而胃与脾为表里。此肺胃津亏，热蒸液泄，水不载血，血不循常道，泛溢肌肤，故紫斑作矣。治当大补肺胃津液。方以黄芩、知母、石膏、沙参、麦冬、甘草清热生津，更以玉竹、女贞子滋液润水，芦根泄热生津。药后肺胃津液大补，津充血宁，血仗水载而不外溢肌肤，故紫斑若失。

七、水从血治举隅

1. 肾炎水肿

秦某，男，12岁，1986年7月26日初诊。患儿感冒后全身水肿1周，加重3天，经西药对症治疗及中药真武汤、实脾饮加减治疗，效果平平，遂延诊于余。刻诊：眼睑浮肿，面色不华；腹大如箕，按之波动，移动性浊音（+）；阴囊高度水肿，透光试验（+）；双下肢膝以下皮色紫暗，水肿尤甚，按之没指；口不干，大便不爽而溏薄，小便黄少。尿检：蛋白（++），红细胞（2～5）。苔薄白润，舌质淡，舌体胖有齿痕，舌下脉络青紫粗大，脉沉弦。证属肾络瘀阻，三焦失渎。治当逐瘀通络，宣通三焦，以下瘀血汤加味。

处方：桃仁15g，芒硝（冲）、土鳖虫、丑牛、大黄（后下）、杏仁各10g，赤小豆、茯苓、地龙各20g，肉桂（后下）3g，泽兰30g。

水煎服，每日1剂。3剂之后，大便频频泄泻，小便亦多，水肿消其大半。减大黄、丑牛半量，更进3剂，水肿霍然。复以健脾补肾而康。

按：患儿感受风热毒邪，循太阳膀胱经入肾，致肾络瘀阻。肾司二便，全赖气煦之，血濡之。兹肾络气滞血瘀，失司二便，水邪泛起，逆阻中上二焦，三焦决渎失权，故症状如斯。患儿舌质淡、体胖有齿痕，水肿按之没指，乃血瘀遏水之甚。若囿于脾肾阳虚，投以温阳利水辈，乃隔靴搔痒，鲜有效矣。

2. 胸腔积液

张某，男，40岁，1981年5月12日初诊。咳嗽、胸痛1个月，加重并呼吸困难1周，伴咳吐泡沫痰，不易咯出，口干不喜饮，小便微黄短少，大便溏而不爽。查体：右侧呼吸动度减弱，叩诊呈实音，语颤减弱，呼吸音降低，心（－）。胸透：右侧胸腔少量积液。苔薄白，舌质紫暗，舌下脉络青紫粗大，脉弦。证属悬饮，乃肺络瘀阻，宣降失权，血瘀水阻所致。治以逐瘀通络，宣肺通降，以血府逐瘀汤加减。

处方：桃仁18g，红花、柴胡各15g，当归12g，赤芍、枳壳、郁金、泽兰、泽泻各30g，桔梗10g，大黄（后下）20g，生地50g。

水煎服，每日1剂，日3服。3剂之后，小便增多，大便每日3～4次，微溏薄，胸痛大减。效不更方，更进6剂，诸恙悉安。胸透复查，胸腔积液已明显吸收。复以柴芍六君子汤疏肝健脾补肺善后。

按：久咳伤气，肺气虚不能帅血以行，肺络为瘀血所阻，肺气宣降被困，失通调水道之职，故胸水泛起。肺气虚为本，瘀水交阻为标。急则治标，故当逐瘀消水。

3. 肝硬化腹水

王某，男，48岁，1981年5月30日初诊。双下肢浮肿，腹胀，动则喘累，反复发作半年，加重1周。刻诊：面色青紫，腹大如箕，青筋暴露，腹围120cm，移动性浊音（+），双下肢按之没指，伴右胁刺痛，少气懒言，纳呆，小便黄赤如茶而短少，大便3天1次，溏薄不爽，苔薄白，舌质暗紫，舌下脉络分支青紫粗大，脉沉弦左关弱。证属肝气亏虚，肝络瘀阻，州都气化不利，水邪阻遏。治当大补肝气，逐瘀利尿，以芪桂下瘀血汤加味。

处方：黄芪、赤芍、白芍、茯苓、泽泻、泽兰各30g，肉桂（后下）5g，柴胡、杏仁各15g、桃仁18g、芒硝（冲）、大黄（后下）、土鳖虫、丑牛、桔梗各10g。

水煎服，每日1剂。2剂之后，1日大便6～7次，溏薄量多，小便量多，浮肿渐消。复以5剂跟进，水肿消其大半，腹围为98cm，移动性浊音（－），双下肢按之轻度凹陷。复以柴芍六君子汤加减善后。随访2年，水肿未作。

按：本例素有肝炎病史，频服苦寒清肝之品，终致肝气不足，瘀阻肝络。《本草崇原》说："肝主疏泄，故利小便。"今肝气亏虚，肝络瘀阻，致肝之疏泄不及，州都气化乏权，水道不通，故肿矣。

4. 心性水肿

姚某，女，47岁，1987年8月21日初诊。因心悸反复发作

10年，伴双下肢浮肿半月，经前医以真武汤、防己茯苓汤、五皮饮加减治疗罔效，延诊于余。刻诊：双下肢浮肿，按之稍凹，不易起伏，浮肿晨起减轻，下午加重，肿处皮色紫暗，浮肿加重时患处刺痛，伴心悸，少气懒言，睡眠不安，纳呆，苔薄白乏津，舌质紫暗边有瘀点，舌下脉络青紫粗大，脉结代。此心之气阴亏虚，血瘀水遏所致。故治以补气阴，活血通络，以生脉散合血府逐瘀汤加减。

处方：太子参、生地、白芍、川牛膝、泽兰、丹参、茯苓、泽泻各30g，麦冬、桃仁各18g，五味子10g，红花12g，当归15g，陈皮6g。

每日1剂，水煎服。3剂之后，小便增多，浮肿渐退。复以5剂，浮肿全消。遂以生脉散煎汤冲服复方丹参片以巩固疗效。

按：人身之血，全赖心气的正常，才能运行全身。缘患者心之气阴不足，气衰不足以帅血而血脉瘀阻，阴乏不养心神而心悸，神不宁则心气乱，心气乱而血瘀甚，血不利则为水，故水肿矣。

5. 膝关节积液

崔某，女，58岁，工人，1983年11月3日初诊。左膝因跌伤引起肿胀1周，以强的松龙局部封闭无效。症见左膝肿大（膝围38cm），皮色不红，触之不热，跛行，浮髌试验阳性，口不干，小便黄，苔薄白，舌质正，脉弦。证属血瘀水阻。治宜活血利水。

处方：黄芪、秦艽各24g，苍术、土鳖虫、红花各10g，当归、续断、川芎、黄柏各15g，川牛膝、赤小豆各20g，土茯苓150g，苡仁80g，桑寄生30g。

水煎服，每日1剂。2剂之后，关节肿胀衰其大半。更进3剂，肿胀全消，膝围35cm，浮髌试验阴性，步履正常。继以补肝肾，强筋骨善后。

按：《血证论·脏腑病机论》：“血结亦病水。”本例跌损于膝，血瘀水遏，故肿胀矣。以当归、川芎、土鳖虫、红花、川牛膝活血化瘀，直达病所。苍术、黄柏、赤小豆、秦艽除湿清热。土茯苓利关节，治拘挛骨痛；苡仁，主筋骨拘挛不可屈伸，除筋骨中邪气不仁，消水肿；二药合用，对关节水肿拘挛独奏殊功。黄芪益气活血；桑寄生、续断补肝肾，强筋骨。谨守病机，重剂进击，遂告痊愈。

6. 鞘膜积液

杨某，男，12岁，1975年6月2日初诊。睾丸被挤压1周，阴囊肿大如球状3天。刻诊：阴囊坠胀感，按之波动，透光试验（+）；小便少，大便不爽，苔薄白，舌质正，脉弦。此阴部损伤，络脉瘀阻，水湿停聚所致。治以活血通络，利尿消肿，用少腹逐瘀汤加减。

处方：小茴香、蒲黄、荔枝核（炮）各10g，玄胡、桃仁、红花各12g，川楝子（炒）、泽兰各18g，赤小豆、川牛膝各15g，木香、柴胡各9g。

每日1剂，水煎服。3剂之后，阴囊水肿始消。更与3剂，水肿痊愈。

按：肝足厥阴之脉过阴器。此缘触伤阴器，致厥阴经气不利，气滞血瘀，肝之疏泄失权，小便不利，津液内渗而为阴囊水肿。

张景岳说："凡水肿等证，乃肺脾肾三脏相干之病，盖水为至阴，故其本在肾；水化于气，故其标在肺；水惟畏土，故其制在脾。今肺虚则气不化精而化水，脾虚则土不制水而反克，肾虚则水无所主而妄行。"因此，临床多从肺、脾、肾论治，法宗《内经》开鬼门，洁净府，去菀陈莝。此乃从水治水，虽亦有效，但寡效者亦不乏其例。究其症结，乃昧于"血不利则为水"，血瘀水遏，三焦被困之机。治则忽于活血化瘀，宣通三焦。《圣济总录》指出："三焦者，水谷之道路，气之所终使也。三焦调适，气脉匀平，则能宣通水液，行入于经，化而为血，灌溉周身；三焦气涩，脉道闭塞，则水饮停滞，不能宣行。"因此，对三焦气涩，脉道闭塞之血瘀，使"水饮停滞，不能宣行"所致之水肿，理当活血化瘀，使闭塞之脉道得通，不能宣行之水饮被蠲，从而气脉匀平，三焦调适而宣通水液，其肿自当痊愈。

腹泻病案讨论

一、病例讨论

甲医师：最近，我们病房收住了一例腹泻病人，相继服用参苓白术散、半夏泻心汤、胃苓汤、痛泻要方等，疗效平平，特请大家会诊。现将病例资料摘要报告如下。

刘某，女，54岁，住院号：85226。患者因反复腹泻、脐周胀痛10年，发作并加重半月，于1985年5月30日入院。

10年前，无明显原因发生腹泻，水样大便，被诊为急性肠炎，经西医对症治疗好转。但以后每年发作3～4次，每服中药和胃渗湿之剂遂止。半月前因吃猪肉烧白后腹泻复作并加重，经门诊以中药逍遥散合平胃散加减治疗无效而入院。现大便水样，或先溏后泡沫状，日10次，杂有白色黏冻及未消化食物，无脓血，泻而不爽，有时又不禁自遗，甚至脱肛不收。脐周及小腹胀痛，时引胁肋，痛甚面色微青，或欲登圊，泻后痛不减。伴胸闷脘痞，纳呆，腹微胀，矢气。微恶寒，汗出多，时咳吐痰，肢体困倦，精神萎靡，手足欠温。口干苦不喜饮，少气懒言，恶心，呃逆，时泛酸，心烦。苔微黄薄腻，舌质暗红，舌下脉络青紫粗大，左侧尤甚，脉沉弦。腹软，肝脾未扪及。腹鸣活跃，脐下压痛（+），无反跳痛和肌紧张。经实验室血液检查：红细胞 $3.28\times10^{12}/L$，血色素 10g%，白细胞总数 $9.8\times10^{9}/L$，中性粒细胞 64%，淋巴细胞 36%。大便检查：黄、稀，余项阴性。中医辨证：泄泻（肝郁脾虚）。西医诊断：慢性肠炎。

乙医师：患者久泻，用参苓白术散补气健脾，和胃渗湿，本当有效。然患者长期泄泻，加之恙后频用渗利温燥之剂，益伤脾胃之阴。久则阴损及阳，脾胃阴阳俱虚，兼有湿热积滞壅阻之象。其治应补益脾胃阴阳，调理中焦湿热积滞，用《先醒斋医学广笔记》之资生健脾丸加减，似属恰当。此方以参、苓、术、草、炒扁豆、炒苡仁之甘温健脾阳，以芡、莲、山药之甘平滋脾阴，而扶阳多于扶阴，用之健脾益气。并以陈皮、曲、楂、砂、蔻、桔、藿调理脾胃，黄连清理脾胃湿热。全方重在补而辅以调，补通得当，与之可望收功。

丙医师：《景岳全书》说：泄泻之本，无不由于脾胃；肾为胃关，开窍于二阴，故以二阴便之开闭，皆肾脏之所主。结合临床观察，我认为本病演变规律为，初泻在肠胃，久泄涉肝脾，穷必及肾。临床症状寒热错杂，病机表现虚实并见。朱丹溪《平治会萃》：“泄泻有寒热虚实之不同，举治不可执一而言。”故治应温补命火以生土，疏肝崇土以助运，清热导滞以逐邪。寒热并用，补泻兼施，方取乌梅丸合痛泻要方加减。

丁医师：本例久泻伤脾，土虚木乘，脾亦不能健运，脾虚上不生金，金亏木侮，肺失治节，肺与大肠为表里，大肠亦失其正常传导之功。且肺在水液正常代谢中有重要作用，今肺之宣降失职而通调水道受困，内壅之水湿尽趋肠道，故久泻不止。因此，本例除有肝脾不调症状外，尚有咳嗽、胸闷、吐痰、腹胀等肺失宣降之症。痛泻要方仅调理肝脾，忽于治肺，恐怕与之寡效。我以为当从肝脾肺入手，特别是应重视宣提肺气。肺气宣发，则上焦得通，津液得下，水精四布，五经并行，既断其湿盛致泄之源，又截其尽趋肠道之路，且佐金平木，挫其木横乘土之势，使肝脾调和。可选用危和安散，理脾和胃，宣肺疏肝。药用前胡、桔梗、川芎、木香、青皮、柴胡、当归、甘草、茯苓，加莲肉、苍术以助茯苓渗湿止泻之功。

戊医师：患者久泄，多方治疗乏效。据其大便有白色黏冻，或呈泡沫样，吐痰，恶心，腹中雷鸣，形体丰腴，脉沉弦，余以为当属寒湿痰泻。盖久泻脾肾亏虚，肾中命火不足，脾土无以受其荫化赞育之功，不能转枢津液，致使津液失运而下渗。脾主化湿，肾主化水，今两脏阳衰，津液不能四布行于诸经，以致凝聚而为痰饮。痰饮流于肠间则漉漉有声，圊于下则形同黏液而出。故应用温阳除痰之法，以桂附理中丸合二陈汤，加浙贝、海浮石、苍术、神曲、山楂等。

己医师：本例病程较长，余以为其病机复杂，虚实相因，非一方一法所能胜。细析恙起于肝郁脾虚，脾虚及肾，脾肾亏虚，健运固摄失权，故久泻不止。脾虚气不帅血，肝郁气滞，气虚帅血无力与气滞血行不畅，皆致血瘀，此久泄致瘀之由，因瘀而泄益笃。且水反为湿，食反为滞，湿滞瘀血，壅遏肠道，腑气不利，故泻而不爽，病势缠绵。可见其虚在脾肾，实乃肝郁湿滞血瘀。而此遏郁之肝气，必待血行则疏，而活血亦可行水散湿。故急则治标，当活血化瘀以祛邪，选下瘀血汤加味；待痛泻得减，再从脾肾调治固本，用参苓白术散合四神丸加减。如此标本分治，庶几有效。

庚护士：《内经》说：饮食自倍，肠胃乃伤，食无灼灼，寒无沧沧。说明饮食不当，可损伤肠胃功能。本例久泄，脾胃已伤，饮食更应注意宜忌。从饮食护理上，宜清淡、软食、易消化食物，并少吃多餐；忌厚味、滋腻、煎炸、生冷食物。此外，还可配合灸关元，针足三里，用温中散寒、止痛止泻的丁香、肉桂、白胡椒等为散，贴敷脐窝等，这样收效更捷。

二、治疗经过

甲医师：会诊后，我们先从瘀湿食滞论治，用活血化瘀，利湿导滞之法，遣下瘀血汤加味。处方：酒军、鸡内金、炙甘草各6g，䗪虫、桃仁各10g，茯苓、泽泻、山楂各20g，山药30g。每日1剂，水煎分温3服。5剂之后，痛泻减轻，不爽感若失。继以健脾补肾，佐以疏肝，用参苓白术散合四神丸加减。处方：党参、茯苓各20g，陈皮12g，山药24g，桔梗、炙甘草、补骨脂、五味子各10g，砂仁5g，吴茱萸、肉蔻各6g，白术、佛手、刺蒺藜各15g。每日1剂。5剂后腹泻已止。遂以香砂六君子汤善后。观察2周，未见腹泻，痊愈出院。随访至今，未见复发。

三、体会

治病必求于本。对于泄泻之治，本有以承气汤通因通用之例，然其多指阳明腑实热结旁流之证，而以活血逐瘀通者少。本例久泄致瘀，瘀致泻益甚。回顾往昔之治，多囿于从气分湿邪着手，忽于从血治湿。下瘀血汤是《金匮要略》方，本为“妇人经水不利，腹中有干血着脐下”及“经水不利”而设。根据中医学血不利则为水，治血则湿亦除等水血相关的理论与实践，用之治疗本例久泄。药后瘀去湿化，泄泻顿减。继以健脾补肾治本。由于辨证把握住了湿瘀互结的病机，治中肯綮，故10年久泄得以速痊。

当归芍药散应用举隅

1. 产后尿潴留

刘某，女，23岁。1979年5月8日初诊。产后3天，小便点滴不通1天。产时阴道流血过多，产后小腹刺痛，小便不爽，渐至小便点滴不通。现小腹硬满，按之石硬，烦燥，纳呆，口干不喜饮，矢气，大便溏滞，苔薄白，舌质紫暗，脉弦细涩。证属肝血虚滞，水窍闭塞。治以养血疏肝，活血利尿，与当归芍药散加减。处方：当归12g，芍药24g，川芎9g，茯苓18g，泽泻20g，益母草30g。每日1剂，水煎日4服。1剂之后，小便始通，但点滴如线不爽。更进3剂，小便畅通如常。

按：本例产后流血过多，致肝血虚滞，失其司小便之职，水窍不通，癃闭作矣。方以当归、川芎补血活血以养肝；茯苓、泽泻健脾补肾以荣木。芍药，除血痹，利小便；益母草，活血，治小便不通；二者相伍，活血利尿以通闭。药后肝木条达，职司小便，故癃闭顿开。

2. 功能性子宫出血

陈某，女，38岁，1984年10月5日初诊。阴道出血如崩3天。

3 天来，阴道流血不止，色淡，有瘀块，伴少气懒言，精神萎靡，面色萎黄，肢体倦怠，腰膝酸软，口不干，小便少，色微黄，大便微溏，苔薄白，舌质淡紫，脉弱。此脾虚不摄，血瘀水遏，损伤冲任所致。治以益气健脾，活血利尿止血，用当归芍药散加减。处方：当归 12g，白术、茯苓、侧柏叶各 18g，泽泻、芍药各 15g，党参 24g。每日 1 剂，水煎日 4 服。2 剂之后，阴道出血减少。再进 2 剂，阴道出血遂止。复以归芍六君子汤加减善后。

按：本例脾气亏虚，既失统血之职，又乏转输津液之能。水阻血瘀，戕害冲任，故阴道出血如注。方以党参、茯苓、白术健脾益气以统血；芍药，和血利小便，治崩漏；侧柏叶，主崩中赤白，利小便；当归，主女子崩中，伍泽泻以活血利尿止崩。且芍药和血兼抑肝扶脾，泽泻有渗湿健脾之效。药后脾能统血且转输津液，血摄津输，崩漏遂止。

3. 脑血栓形成

张某，男，58 岁。1978 年 3 月 18 日初诊。右侧半身不遂 3 天。素有头晕史。症见右侧肢体伸屈、抬举均困难，手不能握，右下肢肌力 I 级，口眼轻度歪斜。伴面目虚浮，右下肢足跗微肿，肢体倦怠，纳呆，吐涎沫，苔薄白，舌质紫暗，脉濡弦。证属肝血虚滞，脾弱湿困，木遏风僭。治以疏肝健脾除湿，活血祛风，用当归芍药散加减。处方：当归、白术、地龙各12g，芍药、茯苓各18g，川芎9g，泽泻16g。每日1剂。5剂之后，面目及右下肢浮肿好转。再进5剂，右侧偏瘫减轻，口眼歪斜好转。守方再服15剂后，手已能握，右下肢肌力Ⅴ级。复以六味地黄丸善后。

按：本例缘于肝脾不调。盖肝失疏泄则气郁血瘀，且肝气不调每多郁结横逆之变，致脾气受困，水湿内蕴，继则木郁风动，冲激脑府，血瘀于上，致右侧肢体经脉为瘀水阻滞，故偏瘫作矣。方以当归、芍药、川芎养血理气以疏肝。当归，强形体，治瘫痪；芍药，通顺血脉，去水气；川芎，治半身不遂；地龙，治中风半身不遂，偕泽泻活血利水通络治偏瘫。白术、茯苓健脾主四肢，土实则木气自敛而风平。药后木疏土运，气血条达，水津四布，偏瘫之体复得气煦血濡，病证遁矣。

4. 高血压病

刘某，男，45岁，1984年9月8日初诊。头痛头晕反复3年，加重1个月。有高血压病史。症见头胀痛，眩晕，心悸，烦躁，睡眠不安，纳呆，两腿酸软无力，双下肢踝部微肿，小便淡黄短少，大便溏而不爽，血压180/110mmHg，苔薄白，舌质紫暗，舌下脉络青紫粗大，脉弦细。证属肝脾不调，血瘀水阻，气血遏逆。治当疏肝健脾，活血利尿，用当归芍药散加味。处方：当归、白术各12g，芍药、茯苓各18g，川芎9g，泽泻15g，代赭石30g。

每日1剂，水煎日4服。5剂之后，头痛、头晕好转。再进3剂，双下肢浮肿消退。更进5剂，诸恙咸安，血压140/86mmHg。复以六味地黄丸善后。

按：本例肝虚血滞，失其疏泄之权。木郁侮土，脾失健运水湿之职。瘀血阻滞经脉，水湿输布失常，血瘀水滞，阻遏脉络，脉道壅塞，气血上逆，故血压升高，诸恙蜂起。方以当归、芍药、川芎养血活血疏肝；白术、茯苓、泽泻健脾利尿；代赭石，平肝降逆，重与之力挫气血之上逆。药后肝疏脾运，气血和平而不上逆，故病证霍然。本方当归、芍药、川芎补血活血利水，白术、茯苓、泽泻健脾渗湿利尿，故有活血利尿之功。且利尿而不耗阴血，补血而不滞津液，用治水血相关病机所致诸症，疗效满意，值得推广。

下瘀血汤应用举隅

下述病例，由各种原因导致瘀血。病势变演，或阻遏三焦决渎而为水肿，或令水结州都而为癃闭，或遏水泛上酝痰壅肺而为肺胀，或水渗内蕴而为湿热，湿热尽趋大肠而为泄泻，循冲任渗下而为白带，临床表现不同，而瘀血病因则一。《素问·至真要大论》说："必伏其所生，而先其所因。"理当从瘀血论治。我体会，凡瘀血致水液代谢失常诸病，一般活血化瘀殊难胜任，当用攻逐瘀血之剂。下瘀血汤破血逐瘀，正中肯綮。又据其临床表现不同，或增宣通三焦之品，或加气化州都之味，或配祛痰降气宣肺补肾之药，或伍清热利湿健脾止泻之方，或偕除湿止带固摄冲任之剂，揆度病因、病性、病位、病机综合治疗，必获满意疗效。

1. 水肿

徐某，女，65 岁，退休工人，1984 年 5 月 3 日初诊。半年来双下肢浮肿，腹胀，动则喘累；加重 1 周。西医诊为肝硬化腹水。曾服五皮饮、防己茯苓汤等，疗效平平，延诊于余。刻诊：双下肢浮肿，肿处皮肤色紫，腹胀如蛙，腹围 125cm，移动性浊音（+），腹壁青筋隐隐；卧即气喘，动则尤甚；面色黧黑，形体丰腴，肢体困倦，胸闷纳呆；小便黄赤短少，每日约 400mL；大便 2 日 1 次，不爽；苔薄白，舌质紫暗，舌下脉络青紫粗大，脉弦有力。证属血瘀水阻，三焦决渎不利。治当活血逐瘀，宣通三焦，方以下瘀血汤加味。处方：桃仁 15g，䗪虫、王不留行各 10g，酒军、桔梗各 8g，茯苓、泽泻、泽兰、赤小豆各 30g，丑牛 6g。3 剂，水煎服。

5 月 9 日复诊：药后大便每日 5 ～ 8 次，量多稀溏。小便每日 1500mL 左右。腹胀、喘累减轻，精神、食欲好转。效不更方，续服 5 剂后，双下肢水肿退尽，腹胀缓解，腹围 108cm，移动性浊音（－），已能平卧，活动已不气喘。精神倍增，食欲好转。遂以柴芍六君子汤加减，疏肝健脾善后。

按：本例喘由肿起，故当先治肿。对水肿之辨证论治，常从阴水、阳水立论。本例舌色紫暗，舌下脉络粗大，腹壁青筋隐隐，下肢肿处皮色紫暗等，乃瘀血之征。《血证论·阴阳水火气血论》："瘀血化水，亦发水肿，是血病而兼水也。"盖瘀血阻滞，三焦决渎无权，水遏逆泛而肿作矣。究其症结所在，乃瘀血作祟。五皮饮、防己茯苓汤仅从气分治水，故疗效不显。遂以下瘀血汤活血逐瘀以利水。王不留行，走血分，利小便；泽兰，破宿血，除水肿及身面四肢肿；赤小豆，散恶血，治水肿皮肌胀满；斯三者，活血利水以消肿。桔梗揭盖宣肺于上；茯苓斡旋于中；泽泻利水于下；丑牛夺关斩将，利小便，通大肠，消水肿，逐痰饮，除气分湿热，疏三焦壅结；四者乃为宣通三焦，疏其水湿壅滞而设。药后瘀血消，鬼门开，净府洁，以其瘀去水泄，故水肿霍然。

2. 肺胀

张某，男，56岁，居民，1982年12月5日初诊。患咳喘10余年，发作半月。西医诊为慢性支气管炎并感染、肺气肿、肺心病。经西药抗感染、解痉、止咳等对症处理和中药清气化痰丸等治疗罔效，延诊于余。刻诊：咳嗽喘累，动则尤甚，咳痰微黄，质稠量多；微发热，恶寒，面色青紫，唇暗；胸胁隆起，鸠尾下微悸动，腹胀便秘，尿少；苔薄白，舌质紫，脉弦滑。病由肺肾亏虚，痰瘀阻络。治当逐瘀祛痰，止咳平喘。方以下瘀血汤加味：桃仁、厚朴、枳实各15g，䗪虫、当归各12g，酒军6g，地龙20g，香橼、桔梗各10g，紫菀24g，桑皮30g，杏仁16g。3剂，水煎服。

12月10日复诊：药后咳喘、腹胀减轻，咳痰减少。治当扶正。前方去香橼、厚朴，加党参、补骨脂、胡桃肉。再服5剂，咳喘皆平。

按：本例久咳肺肾气虚，痰水壅遏于肺。肺为痰瘀，宣降无力，肾乏摄纳之权，故为斯证。前医以清气化痰丸，徒治其所壅之痰，而不究其致痰之瘀，未能正本清源。《血证论·咳嗽》："须知痰水之壅，由瘀血使然，但祛瘀血，则痰水自消。"故以下瘀血汤攻逐瘀血。大黄，下气，除痰实；桃仁，主咳逆上气；当归亦主咳逆上气，与香橼、地龙相伍以活血通络，虽与紫菀、桑皮、厚朴之祛痰降气殊途，但同归于止咳平喘；桔梗、杏仁与枳实升降相因，更加党参以补耗散之肺气，补骨脂、胡桃肉补肾纳气。药后瘀通痰蠲，肺之宣降有权，肾之纳气复职，故喘累悉平。

3. 久泄

刘某，男，54岁，干部，1981年5月7日初诊。3年前，因忿怒频饮饱餐后发生腹泻，屡经治疗未愈，西医诊为慢性结肠炎。此次发作半月，曾服痛泻要方、逍遥散加减等无效，乃延诊于余。

刻诊：大便稀溏，每日 3 ～ 4 次，量少不爽，泻前小腹刺痛，按之更甚，不引脘胁，痛即登圊，泻后痛稍减；伴纳呆，肢体倦怠，口干漱水不欲饮，小便黄；苔微黄，舌有瘀点，脉沉弦。证属瘀阻下焦，脾虚湿困，大肠传导失常。治宜活血化瘀，理气除湿。方以下瘀血汤加味：桃仁 12g，酒军 6g，土鳖虫 10g，香附、藿香各 15g，谷芽 24g，莱菔子（炒）16g，大腹皮、苍术、泽泻、茯苓、山药各 20g。3 剂，水煎服。

5 月 11 日复诊：药后腹痛减轻，大便次数减少。前方去莱菔子、大腹皮、藿香，加黄芪、党参、芡实。连服 5 剂后，腹泻、腹痛痊愈。继以香砂六君子汤加减善后。

按：张景岳说："凡遇怒气便作泄泻者，必先以怒时夹食，致伤脾胃，故但有所犯，即随触而发。此肝脾二脏之病也。盖以肝木克土，脾气受伤而然。"以其肝郁日久，气滞血瘀，脾气受伤，气虚血滞；泄泻未止，水反为湿，湿滞肠道，亦碍血行，此久泄致瘀之由。血不利则为水，水湿尽趋肠道，故泄泻益笃而缠绵难已。痛泻要方、逍遥散疏肝理气尚可，而活血化瘀之力不逮，故而用下瘀血汤活血逐瘀，并以香附、莱菔子、大腹皮、谷芽理气导滞，藿香、苍术、泽泻、茯苓、山药、芡实醒脾除湿止泻，继以黄芪、党参健脾益气。瘀血通，脾气健，湿邪除，久泄乃止。

4. 癃闭

秦某，男，75 岁，退休工人，1984 年 6 月 10 日初诊。小便淋沥不爽，渐至点滴不解，已三天。西医诊为膀胱肿瘤并尿潴留。因不同意手术，经导尿 1 天后延诊于余。刻诊：小便涓滴不通，小腹硬满疼痛拒按，有灼热感；伴腰痛，脘痞纳呆，口干苦，大便秘结；苔微黄，舌质有瘀点，脉弦有力。此瘀遏水结，膀胱气化无权，三焦不通所致。治当活血逐瘀，清热除湿，宣通三焦。方以下瘀血汤合滋肾通关丸加味：桃仁、杏仁各 15g，酒军、桔梗各 8g，土鳖虫、知母、黄柏各 12g，肉桂（后下）3g，茯苓 18g，赤小豆、茅根各 30g，丑牛 6g。2 剂，水煎服。

6 月 12 日复诊：服药 1 剂后，小便已解，但不畅，并有尿道灼痛。服第 2 剂后，解褐色干燥便 2 次，量较多；小便已成线状，仍有灼热感；小腹硬满减轻。前方加瞿麦、萹蓄各 10g。连服 5 剂，小便渐畅，小腹已不硬满，但排尿无力。前方去丑牛、瞿麦、萹蓄，加黄芪 15g。服 5 剂后，小便如常。

按：瘀凝下焦，膀胱气化无权。血不利则为水，州都气化失职，津液但藏不出，水势壅结，益碍膀胱气化。对此水血互结之癃闭，一方面用下瘀血汤活血逐瘀以利水；一方面使滋肾通关丸清湿助膀胱气化以利尿。癃闭者，膀胱气机郁闭也。“诸气膹郁，皆属于肺”，膀胱之腑气不通，与肺气郁滞有关。故以桔梗、杏仁开宣肺气，承上启下，肺气开则腑气通。更以茯苓转枢中焦，赤小豆、丑牛、茅根通关开闸，利尿于下。药后瘀血消，水结开，膀胱气化复常，三焦决渎有权，故癃闭遁矣。

5. 白带

杨某，女，34岁，干部，1983年3月28日初诊。患白带1年多，迭服易黄汤、白带丸不效，遂延诊于余。刻诊：白带量多，质稠色微黄，间有腥臭气味，伴小腹刺痛，腰酸胀；月经愆期，瘀块多，淋沥不爽；口干苦，小便黄；苔根黄微腻，舌质紫暗，脉弦数。证属瘀阻下焦，湿热内蕴，任带失约。治宜活血化瘀，清热除湿，固摄任带。方以下瘀血汤合三妙散加味：桃仁、川牛膝各15g，酒军6g，土鳖虫、黄柏、陈皮各12g，苍术25g，芡实、牡蛎、茯苓各30g。3剂，水煎服。

3月21日复诊：药后腹痛减轻，白带减少。再进3剂，诸恙咸安。转而调理月经。

按：揆本例之病机，乃瘀阻下焦，水湿内蕴化热，冲任不能固摄。前投诸方，皆崇尚其湿热之末，忽弃其瘀阻下焦之本。故以下瘀血汤逐下焦之瘀血；三妙散清利下焦之湿热；茯苓、陈皮健脾助运，以截断湿邪之源；芡实治带下，牡蛎亦治带下，二者皆补肾固摄冲任以止带浊。药后瘀血消，湿热清，冲任固摄复常，故白带若失。

朱丹溪曾云："血气冲和，百病不生，一有怫郁，诸病生焉。"气血失调是常见致病之因。而气血受病，常初在气分，气分不解，久及血分。入于血分之后，当治其血，或酌兼治气，方为合拍。否则，囿治其气而忽于血，效必寡焉。

心悸从风论治举隅

1. 阵发性心动过速

何某，女，54岁，2004年3月5日初诊。心悸反复发作1个月，用西药对症治疗无效。心悸时作，每日发作5～6次，因惊恐而发，惕惕不安，头昏，耳鸣，心烦失眠，腰膝酸软，纳可，小便黄，大便如常，苔薄白润，脉弦细。动态心电图检查示阵发性心动过速。证属肝肾亏虚，心神失养，胆气不足，血虚生风。治以补肝肾，养血息风，方用一贯煎加减。

处方：生地、刺蒺藜、地龙各20g，珍珠母、沙参、枸杞、钩藤（后下）、菊花、酸枣仁、丹参、磁石、乌药、牡蛎各30g，当归、琥珀各15g，炙甘草5g。5剂，每日1剂，水煎日服3次。服5剂后心悸未作。复以四物汤合丹参饮加减善后。随访1年心悸未作。

按：肝血虚致心血不足，肾虚化血之精乏源亦可令心血不足，心血虚心神失养而不安。肝血虚致胆气不宁，心血虚则气乱生风，动撼心神乃作心悸。《素问·举痛论》曰：“惊则心无所倚，神无所归，虑无所定，故气乱矣。”方中生地、沙参、枸杞补益肝肾，丹参、当归养血活血，钩藤、刺蒺藜、地龙、菊花息风，酸枣仁、琥珀、龙骨、牡蛎、珍珠母、磁石镇静安神，炙甘草调和诸药。诸药合用，使肝肾得补，心血得充，魄宁神安，故心悸消矣。

2. 心房纤颤

胡某，男，55岁，2004年11月12日初诊。心悸反复发作2月余，西医诊为冠心病心房纤颤，服用地高辛等西药寡效。心惕惕然动悸不已，动则心累喘气，心前区时刺痛。伴头昏头痛，胸闷，失眠多梦，左耳鸣如蝉，右耳搏动性耳鸣，消谷善饥，腹微胀，大便不爽，日3次，苔薄白中裂欠润，舌质紫，脉涩。证属气阴不足，痰瘀阻络，风邪扰心。治以补益气阴，活血通络，息风安神。

处方：生晒参（另煎）、当归、紫石英、苦参、石菖蒲各20g，太子参、黄芪、珍珠母各40g，紫河车（冲）、三七（冲）、桂枝、琥珀、制白附子各10g，丹参、磁石、龙骨、牡蛎、酸枣仁、谷芽、麦芽、益母草各30g，僵蚕15g，全蝎（冲）5g。5剂，每日1剂，水煎日服3次。服药后心悸明显减轻，头昏失眠好转。效不更方，再服5剂后诸症悉除。

按：心肺气虚，痰瘀壅胸，贯心脉之力乏。心肺气虚，金失制木，肝阳偏亢，阳亢生风。心肺气虚，气机逆乱，乱则生风。此乃叶天士“内风乃身中阳气之变动”之谓。风邪扰心而神不安，故心悸益笃。本例患者虽有腹微胀、便不爽等气滞之症，但应慎用行气破气之品。《罗氏会约医镜》指出："凡常人之于气滞者，惟知破之散之，而言补以行气，必不然也，不知实则气滞，虚则力不足运动其气，亦觉气滞，再用消散，重虚其虚也。"药用生晒参、太子参、黄芪、紫河车大补气阴，当归、丹参、三七、桂枝、益母草活血化瘀通络，僵蚕、全蝎、制白附子、石菖蒲息风豁痰镇静。心肺气虚，虚则气滞而结。苦参治心腹气结而安五脏。紫石英、磁石、珍珠母、龙骨、牡蛎、琥珀、酸枣仁重镇养心安神。谷芽、麦芽助脾运化，防诸矿石药伤脾胃。诸药合用，使气阴得补，瘀去痰化，风息神安，宗气复贯心脉，故心悸除。

心动悸常有脉结代的表现，而脉结代必有心动悸的主症，二者常相关。《诸病源候论》曰："心藏神而主血脉，虚劳则损伤血脉，致令心气不足，因为邪气所乘，则使搏动不安。"血脉之搏动不安，显系脉律不齐。《诸病源候论》指出："凡惊悸者，由体虚心气不足，心之府为风邪所乘，或恐惧忧迫，令心气虚，亦受风邪。风邪搏于心，则惊不自安。惊不自已，则动悸不安。"可见，心悸脉律不齐多因风邪所致。临床上，心悸脉律不齐之时作时止，休作无常，亦符合风邪善行数变的特征。

心主血，心藏神。脉为血府，以气为本。气为血之帅，血为气之母。气旺能帅血运行，血泽则心络得濡，是以气血和达，神安而脉之搏动有序。一旦风邪搏于心，则惊不自安。风邪何来？叶天士说："内风乃身中阳气之变动。"心肺气虚，宗气不足以贯心脉、行血气，气之乖戾生风；或心肝脾血虚，心络失养而挛急，血虚生风；或五志过极伤及内脏，气血亏虚，气机逆乱生风；或外感风热、湿热，热邪化火，气火亢逆生风等。凡此种种致令阳气之过亢或不足，阳气内动而化为风邪，乘于神已不安之心君，动憾心神，均可致心动悸脉律不齐之症。因此，辨证用药之时，当伍以僵蚕、蝉蜕、地龙、刺蒺藜、钩藤、全蝎等息风之药，以及酸枣仁、琥珀、龙骨、牡蛎、珍珠母、紫石英等镇静安神之品。

疑难杂病治验举隅

1. 乳糜尿

蔡某，男，66 岁，2004 年 1 月 5 日初诊。患乳糜尿 6 年，发作半年。现小便状如乳糜，每食少量植物油炒菜后即发作或加重且量多。伴少气懒言，胸闷心悸，头昏失眠，纳呆，肢体倦怠，苔微黄，舌质淡，脉弦尺弱。证属脾肾亏虚，湿热内蕴。治以健脾固肾，佐以除湿清热。

处方：黄芪、山药、生地、熟地、蒲公英、生龙骨、生牡蛎各30g，巴戟、沙苑子、菟丝子、赤芍各20g，苍术、白术、陈皮、附片（先煎）、鹿角霜、半夏、石菖蒲各15g，合欢皮、石决明各25g，益智仁40g，砂仁10g。3剂，每日1剂，水煎日3服。服药后乳糜尿消失，食排骨汤后亦未发作。再服前方5剂以善后。随访1年未发作。

按：患者乳糜尿发作半年来，曾多处就医，诸医均以湿热下注论治，频投苦寒清利之品，终未获效而病情日笃。其实湿热下注是病之标，而脾肾亏虚为病之本。脾虚津液不能输布而失摄，肾虚精关不固而虚漏。方中苍术、石菖蒲、砂仁、陈皮、半夏，与黄芪、白术、山药相伍，化湿而不伤脾，健脾而不碍湿。附片、巴戟、沙苑子、菟丝子，与生地、熟地同用，乃善补阳者必于阴中求阳之义。益智仁治虚漏，赤浊；鹿角霜补肾益气，固精，收涩。龙骨、牡蛎固涩止遗，蒲公英、赤芍利湿清热，四药同用，止涩而不留邪，利湿而不助泄。合欢皮、石决明疏郁平肝。诸药合用，使脾肾摄固复常，湿热得清而病愈。

2. 声带麻痹

傅某，男53岁，2003年5月6日初诊。声音沙哑，不能语言1个月。经重庆某医院诊为声带麻痹。现不能发声，咽痒，痒即咳，咳声重浊，胸闷，口干苦，二便如常，苔黄腻带黑，舌质紫，脉弦滑。

证属湿热痰瘀壅滞胸中，宗气失布，喉窍不利。治拟清热除湿，祛痰活血，宣气利窍。

处方：半夏、僵蚕、蝉蜕、浙贝、白蔻（后下）各15g，陈皮、石菖蒲各12g，全蝎、制南星各10g，丹参、苡仁、鱼腥草各30g，川连3g，茯苓18g，郁金24g，山药20g，甘草5g。3剂，每日1剂，水煎日3服。服药后已能发声，但沙哑欠清。再进3剂后发声如故。

按：宗气积于胸中，出于喉咙，湿热痰瘀壅胸滞窍，宗气被困而失布，故不能发声。治用茯苓、陈皮、白蔻、山药、苡仁、甘草健脾除湿，黄连、鱼腥草清热。制南星治喉痹，浙贝疗喉痹，僵蚕治喉痹，蝉蜕治失音，全蝎疗语涩，诸药偕丹参疏风祛痰活血以治喉痹。半夏，成无己谓其“辛入肺而散气，辛以散结气，辛以发声音”；郁金能开肺金之郁；石菖蒲，利九窍，发声音。诸药合用，使湿热痰瘀得除，宗气布达喉咙而司语言，故声音复常。

3. 阴吹案

张某，女79岁，2004年5月15日初诊。小便时有嘘声半个月。现小便频数不畅、量少、不痛，但尿时有吹风样嘘声，尿呈泡沫状，口不干，纳可，大便如常，苔薄白，舌质正，脉弦细尺弱。证属肝气不疏，脾湿壅滞，肾气不固。治拟疏肝健脾固肾。

处方：当归、党参、山药、桑螵蛸、丹参各20g，白芍、黄芪、合欢皮各30g，柴胡、茯苓、白术、刺蒺藜、巴戟、益智仁各15g，薄荷、泽泻各10g，桔梗、乌梅、炙甘草各5g。3剂，每日1剂，水煎日3服。药后小便次数减少，尿时吹风样嘘声减轻。效不更方，再用3剂，诸症消失。

按:《本草正》曰:“肝固血脏，更司小水。”《本草崇原》曰:“肝主疏泄，故利小便。”兹肝气不疏，故小便不畅；肝郁克脾，脾不运化，水津失布故尿少；肾气虚，固摄失司，故尿频。肝失小便之疏，肾不司小便之摄，疏摄失调，以失摄之小便搏肝气之郁，气水相击，故小便如吹风嘘声。方中薄荷能搜肝气，通小便；当归、白芍、丹参、柴胡、刺蒺藜、合欢皮补血活血，疏肝气之郁而利尿；黄芪、党参、茯苓、白术、炙甘草，健脾利湿而布津；山药、益智仁、巴戟、桑螵蛸、乌梅，补肾固摄；桔梗宣肺导水之上源；泽泻利水之下源，通中寓固，疏摄相济。诸药合用，使肝气疏，脾运健，肾气固，三焦得通而病愈。

肝气虚证治验举隅

1. 头痛

高某，男，35岁，1979年3月5日初诊。罹颠顶疼痛3年，加重半月。西医诊为原发性高血压，经西药降压和中药育阴潜阳，镇肝息风等方药治疗，效果平平。现感头顶胀痛，蔽闷不清，喜绵裹之；时或眩晕；伴精神萎靡，气短懒言，抑郁寡欢，睡眠多梦，目视䀮䀮，肢体懈怠，舌质淡紫，苔薄白，脉虚弦，血压160/106mmHg。此属肝之阳气不足，肝用不支，升发不及，浊阴上僭所致。治当温补肝气。

处方：黄芪、党参各30g，川芎、白芍各12g，肉桂（后下）、吴茱萸各6g，鹿角霜、沙苑子各20g，巴戟15g，柴胡8g，泽泻9g，旋覆花6g。水煎，每日1剂，分3服。3剂之后，头痛锐减，血压降至140/95mmHg。仍宗前法，去鹿角霜、吴茱萸，加熟地、山药，复与5剂，诸症好转，血压正常。随访1年，头痛未作。

按：足厥阴肝脉上出额，与督脉会于颠顶。缘肝之阳气升发，髓海始得温养。今肝之阳气虚怯，清阳不升，髓海失之温煦，浊阴上乘颠顶，头痛乃作。方中黄芪，性温而上升，用其补肝，有同气相求之妙用，故以之偕党参大补肝气。肉桂，善助肝胆之阳气；沙苑子甘温，有养肝之能；二者为补肝阳而设。虚则补其母，遂用鹿角霜、巴戟补肾之品以壮肝。柴胡引肝之阳气升发于颠顶，旋覆花祛风降气，且与柴胡、黄芪有升降相济之妙。吴茱萸祛浊阴之邪于高颠之上；川芎活血镇痛，温肾补肝；恐有妄升肝阳和触动肝火之虞，故以白芍柔肝之体，以制欲亢之肝用，泽泻甘寒，泄欲炎之丁火。药后肝之阳气得补，肝用复振，浊阴消遁，头痛霍然。

2. 胁痛

夏某，男，46 岁，1980 年 5 月 3 日初诊。10 年前患急性黄疸型肝炎，频服苦寒攻下清利之品，虽奏效一时，但反复胁痛未已。半年来右胁肋隐痛，间以刺痛，喜揉按，伴脘痞，不嗳腐呃逆，腹微胀，神疲力怯不耐劳作，口苦，小便淡黄，大便微溏不爽，每日 2 次。舌质稍淡有齿痕，苔薄白，脉弦弱。证属肝气不足，血瘀阻络。治当大补肝气，疏肝活血。

处方：黄芪 30g，党参、郁金各 20g，枳实 8g，柴胡 9g，佛手 12g，姜黄 18g，香附 15g，木瓜 10g，甘草 5g。每日 1 剂，水煎分 3 服。5 剂之后，胁痛好转。复与柴芍六君子汤加减善后。随访 1 年，胁痛未萌。

按：患者频服苦寒伤中之药，肝气戕伤，气虚乏力，疏泄不及，气滞血瘀，故胁痛矣。治以黄芪、党参大补肝气；柴胡、佛手助之升发；枳实、香附疏郁滞；姜黄、郁金治瘀滞；木瓜、甘草酸甘化阴，缓肝之急。药后肝气得补，“大气一转，其气乃散”，肝之疏泄有权，气畅血行，故胁痛若失。

3. 癃闭

杨某，男，60 岁，1978 年 10 月 12 日初诊。患者小便不通 1 天，某院诊为前列腺肥大伴尿潴留，患者拒绝导尿而就诊于余。症见小腹拘急胀满，按之硬，伴胁肋隐痛，纳呆，面色不华，目视𥇦𥇦，精神萎靡，少气懒言，悒悒不乐，易恐善惊，腰膝酸软，疲惫懒惰，阴囊不温，大便 2 ～ 3 天 1 次，稍干不爽，舌质淡体胖，苔薄白，脉右沉微弦，左微弦关弱。证属肝之阳气亏虚，疏泄不及，肾之闭藏失制。治当大补肝之阳气，以肝气之疏启肾气之蛰。

处方：黄芪、党参、萹蓄、瞿麦、川牛膝各 30g，柴胡、黄柏、大黄各 15g，杜仲、泽泻各 20g，肉桂 5g，知母 12g，桔梗 8g，丑牛 10g。每日 1 剂，水煎分 4 服。服药至次日上午即开始间断排尿，惟感尿时尿道灼热，尿黄如浓茶。更服 5 剂后，即能自主小便，尿黄亦减，尿畅而无灼热感。再酌与益气化瘀之品，调理半月而康。

按:《医学衷中参西录》曰:“夫肝之疏泄，原以济肾之闭藏，故二便之通行，相火之萌动，皆与肝气有关，方书所以有肝行肾气之说。”《本草述》曰:“盖肾者主水，全藉风木以达阳而化阴。风木虚，则阳不达；阳不达，则阴不化。”今患者年过七八，肝气必虚。肝气虚惫，疏泄无权，不济肾之闭藏，肾之蛰用失制，州都之水不得气化。方中黄芪、党参大补肝气，肉桂、杜仲力补肝阳；柴胡、桔梗率肝气之升发，大黄、瞿麦、萹蓄启肾之蛰，泽泻、知母、黄柏、丑牛清利州都内蕴之湿热，川牛膝引诸药直达病所。《金匮要略心典》曰：“肝喜冲逆而主疏泄，水液随之而上下也。”药后肝气之升发疏泄行令，肾之闭藏有济，故癃闭顿开。

肝气虚者，自当以补为大法。但是，肝气虚者，其疏泄不及，常有因虚致郁之变。故在补肝气之时，当佐用少量柴胡。诚如《本草正义》：有肝络不疏之症，皆阳气不宣，木失调达所致；于应用药中，少入柴胡，以为佐使而作向导，奏效甚捷。同时，宗肝以辛散之之法，宜酌参辛香行气和活血之品，既可条达肝气之郁，又助肝气升发之性，但不可过用以致耗气伤阴。

糖尿病治验

1. 滋阴润燥当调脾胃

叶天士曰："太阴湿土，得阳始运。阳明燥土，得阴自安。以脾喜刚燥，胃喜柔润也。"故糖尿病之阴虚与燥热的病机，实与脾胃关系极大。即糖尿病之燥热与胃阴不足有关，治当以甘凉、甘寒清之，而苦寒之辈当慎。糖尿病之阴虚源于燥热，亦与脾阴不足、脾失健运和统摄，致阴津大量丢失而又生化乏源有关。故在清胃润燥时，养脾阴、助脾运亦不能忽视。

杨某，男，38岁，1984年11月18日来诊。患糖尿病已1年多，加重1周。现大渴引饮，随饮随渴，小便频数量多，色稍黄，形体日渐消瘦，伴面色不华，体倦自汗，大便微秘，舌质红少津，苔微黄，脉数。查：空腹血糖12mmol/L，尿糖（++++）。此肺胃津伤，燥热炽盛。治当清胃生津，佐以健脾，用自拟清胃运脾汤加减。处方：石膏（先煎）80g，知母、麦冬、玉竹各15g，沙参、丹参各20g，生地、山药各30g，陈皮6g，粳米24g，赤芍18g，肉苁蓉13g，甘草5g。每日1剂，水煎日3服。1剂后，口渴引饮明显好转，小便次数亦减少，查尿糖（++）。再服7剂后，空腹血糖5.8mmol/L，尿糖（－）。前方稍事加减，先后共服药2个多月，诸症好转，复查空腹血糖6mmol/L，尿糖（－）。随访1年，病情稳定。

按：本例属消渴病之上消。《医学心悟》曰："治上消者，宜润其肺，兼清其胃。"方中石膏、知母、沙参、麦冬、生地、玉竹、甘草养阴清肺，以清其燥热；山药、粳米、陈皮滋脾以助运化，且防甘寒清胃以碍脾；肉苁蓉温肾以健脾；赤芍、丹参活血化瘀。药后燥热得清，阴虚得滋，脾运复常，血活瘀去，故病霍然。

2. 活血化瘀贯穿始终

糖尿病之燥热耗伤津液，津亏难载血行；阴虚则血少而行滞。燥热亦可耗气，气虚帅血无力。凡此均导致血瘀。瘀碍津布，瘀久化热，从而使燥热愈笃。因此，糖尿病的治疗应始终贯穿活血化瘀治法。如气虚血瘀，当益气活血；气滞血瘀，当行气活血；阴虚血瘀，当养阴活血；津亏血瘀，当生津活血等。

杨某，男，52 岁，1982 年 3 月 5 日初诊。患糖尿病 2 年余。现口渴多饮，多尿，消瘦，少气懒言，乏力倦怠。曾服 D860、消渴丸等，疗效不佳。舌质红，苔少，舌下脉络青紫，脉弦。查空腹血糖 12mmol/L，尿糖（+++）。此气阴两伤，血瘀阻络。治以健脾益气，滋阴清热，活血化瘀。方选生脉散加减：党参、黄芪、丹参、赤芍、山药、麦冬、地骨皮各 30g，生地 20g，丹皮 18g，黄芩 12g，巴戟 9g，甘草 5g。每日 1 剂，水煎日 3 服。7 剂之后，诸症明显减轻。续服 5 剂，查空腹血糖 7mmol/L，尿糖（±）。嘱以丹参、赤芍、甘草煎水冲服六味地黄丸调理 2 个月，复查空腹血糖 5mmol/L，尿糖（－）。随访 1 年未发。

按：本例糖尿病，气伤不帅血，阴伤血不充，致瘀阻络脉；瘀后反阻气机，津液失之输布，气阴弥伤。方以党参、黄芪大补其气，麦冬、生地、地骨皮、山药养阴生津，黄芩挫其燥热，巴戟温肾健脾，丹参、丹皮、赤芍活血化瘀，甘草调和诸药。药后气阴得补，血活津布，故诸症悉愈。

3. 清热滋阴勿忘温肾

糖尿病人“三多”表现，与肾阳不足，火不生土，脾失健运有关。这是因为壮火食气，燥热之火自可耗伤元气，糖尿病之阴虚必致阳生乏源而致阳虚。但临证常因阴虚燥热掩蔽气阳不足，而径治以苦寒泻热、甘寒生津、咸寒养阴等，戕阳伐元。因此，治疗当考虑温肾。当然，早期温肾宜选用温润之品，慎用温烈之品。少火生气，温肾之药不可过量。

刘某，女，48岁，1981年9月5日来诊。患糖尿病5年多，屡服白虎汤，疗效平平。现头昏，少气懒言，口渴喜饮，足膝觉凉，下肢踝部微肿，小便淡黄，大便微溏，舌质稍淡边有齿痕，苔薄白欠润，脉细尺弱。查空腹血糖12.1mmol/L，尿糖（+++）。此脾肾阳气受损，肺胃郁热未尽。治拟健脾温肾，清肺胃余热，以瓜蒌瞿麦丸加减。处方：附片（先煎）、花粉、当归各12g，茯苓、党参各18g，山药、麦冬、谷芽各15g，丹参20g，黄芪24g，巴戟9g。每日1剂，水煎日3服。5剂之后，症有好转。更进7剂，诸症痊愈，查空腹血糖5.9mmo/L，尿糖（－）。以此方加减调理1个月。随访1年，病情稳定。

按：患者患糖尿病多年，脾肾阳气受损，肺胃郁热未尽而为寒热夹杂之证。方以附片、巴戟温肾，黄芪、党参、茯苓、山药、谷芽补气健脾，花粉、麦冬清热生津，当归、丹参活血化瘀。药后脾肾复健，气血得补，肺胃郁热亦清，病证遂瘥。

4. 化瘀解毒防治并发症

糖尿病阴虚燥热日久化毒，与瘀血痰浊胶结。由于毒瘀作祟，变症蜂起。如毒瘀郁于肌肤发为疮；瘀毒阻于五窍，五窍失养发为白内障、雀盲、耳聋；毒瘀刑金发为肺痨；瘀毒阻于心脉，发为胸痹心痛；瘀毒阻于脑络，则为中风偏枯；瘀毒阻于肢体则为麻木刺痛，甚为脱疽；瘀毒阻于肾络则为尿闭水肿等。因此，化瘀解毒是防治其并发症的重要措施。

张某，男，56岁，1987年5月20日初诊。患糖尿病6年，双上肢前臂疖肿溃烂7天。左前臂内侧有小疖肿3个，红肿热痛，有2个已溃烂，渗出少许黄色液体。右前臂亦有疖肿1个。口渴喜饮，多食消瘦，小便多，色黄，苔薄白，舌质暗红，脉数。查空腹血糖11.5mmol/L，尿糖（+++）。证属毒瘀郁于肌肤，气阴亏虚。治拟解毒化瘀，益气滋阴，以五味消毒饮加减。处方：金银花、生地、玄参、连翘各30g，赤芍、丹皮、当归各15g，蒲公英、太子参各20g，茯苓、麦冬、芦根各12g，陈皮9g，炙甘草5g。每日1剂，水煎日3服。5剂之后，疖肿好转。再进3剂，疖肿痊愈。继则健脾益气，佐清热解毒化瘀，调理1个月。复查空腹血糖5mmol/L，尿糖（－）。随访1年，病情稳定，未发生并发症。

按：此糖尿病合并皮肤感染。方以金银花、连翘、玄参、生地、蒲公英清热解毒，赤芍、丹皮、当归活血化瘀，太子参、麦冬、芦根益气生津，茯苓、陈皮、炙甘草健脾。药后毒解瘀畅，气阴得补，糖尿病并发疖肿遂愈。

癃闭治验

杨某，女，35 岁，1975 年 3 月 5 日初诊。产后 3 天，小便闭塞不通 1 天半，服代抵当汤治疗不效，延诊于余。患者分娩时，产程较长，流血较多，紫暗有瘀块。产后小腹刺痛，小便不畅。现小便点滴不通，小腹硬满，按之石硬，大便不爽，伴发热恶寒，微汗出，气稍促，纳呆，泛恶，未见呕吐，口干不喜饮，苔薄白，舌质淡有瘀点，脉弦细涩。证属产后血虚致瘀，兼感风寒，阻塞水道。治以养血逐瘀利水，兼祛风寒。

处方：黄芪、熟地、白芍、益母草各 30g，阿胶（烊）20g，当归 12g，桂枝、大黄（后下）、穿山甲、桔梗、荆芥、葱白各 10g。每日 1 剂，水煎日 4 服。1 剂之后，小便始通，但点滴如线。更进 1 剂，小便通利如常。复以归芍六君子汤加减善后。

按：《景岳全书》曰："凡人之气血犹源泉也，盛则流畅，少则壅滞，故气血不虚则不滞，虚则无有不滞者。"本例产后血虚致瘀，血虚无阴则阳无以化，致肾之气化不及州都；瘀则阻塞水道，皆致癃闭。《景岳全书》指出："倘于此证，不知培气血而但行滞通经，则愈行愈虚，鲜不殆矣。"故前医以代抵当汤治之罔效。

方中黄芪，逐五脏间恶血；熟地，大补血虚不足，通血脉，与阿胶、白芍、当归养血活血，阴血得补，肾之气化州都复职。然对遏阻州都之水，刚振之肾气尚无力以气化出焉，必以疏渎而后快。诚如《证治汇补·癃闭》说："瘀血者疏导兼行。"桂枝，利水；大黄，治小便不利；益母草，治小便不通；穿山甲，《医学衷中参西录》指出为二便秘塞之向导；诸药共奏利尿通癃之功。肺气壅塞则膀胱与焉，以州都阻遏之水，必逆犯肺，致肺气壅塞，水道不通，更遏州都之水。宣上启下，治所不免。桔梗开肺气之结，惟其上入肺经，肺为主气之脏，故能使诸气下降，其宣降肺气，俾肺气开则腑气通，有助州都之水出矣。且桔梗与大黄有升降相济宣通三焦之妙。荆芥，《宣明论方》倒换散用治癃闭不通；葱白，孟诜说其利大小便；可见二药不仅为治外感风寒而设，且可助诸药治癃闭之功。

泛用活血化瘀法举隅

1. 活血化瘀当辨标本

因瘀致病，固当重在祛瘀。如因病致瘀其瘀虽亦加重病情，但究为病理产物，此原发病因为本，血瘀为标。治当针对原发病因为主，佐以活血化瘀。

张某，女，37岁，营业员。1983年1月15日急诊入院。阴道出血不止已经23天，加重1天。其出血瘀块较多，腹痛如绞，门诊曾以血瘀论治，遣桃红四物汤、少腹逐瘀汤辈。药后出血未止，瘀块仍多。刻诊：阴道出血如注，伴头昏怔忡，少气懒言，面色㿠白，唇淡，小腹隐痛，苔薄白，舌质淡，脉弦弱。此心脾亏虚，气不摄血，冲任失调，遂作崩漏。当气虚为本，血瘀为标。故以养心健脾，补气摄血，燮理冲任，佐以活血化瘀。

处方：红参（另炖）、桑寄生各20g，党参、黄芪、阿胶（烊）、煅乌贼骨、煅龙骨、煅牡蛎各30g，白术、熟地、茜草（炒）、炮姜各15g，当归、田七（冲）、黄芩各8g，陈皮6g。水煎服。2剂之后，阴道出血大减。效不更方，以此方加减调理数剂，出血全止，精神好转而痊愈出院。

按：方以红参、党参、黄芪、白术、陈皮补气健脾，熟地、桑寄生补肝肾调冲任，阿胶、当归、田七、茜草养血活血止血，煅乌贼骨、煅龙骨、煅牡蛎收敛止血，黄芩清气分之热，炮姜温经络之寒。本方力主补气，盖气旺既能摄血，亦能帅血以运行，少佐活血之品，更有相须为用之妙。

2. 活血化瘀须分缓峻

瘀血之成，有疾有徐；瘀血之质，有滞有积；患者之体，有强有弱；祛瘀之药，有峻有缓。临床应根据瘀血病情和患者体质强弱，分别选用或峻或缓之法。一般而论，实证瘀血，法可峻攻；虚证夹瘀，或瘀血出血，理宜缓逐。

卢某，男，54岁，教师。1982年11月25日入院。住院号：423。脘痛反复3年，发作1个月，加重1周。3年前，大饥而痛饮饱餐后，脘部始痛，迭经治疗未愈。前医从久病必瘀之说，径投破逐之品，脘痛更甚，便血不止，遂来院治疗。刻诊：脘部疼痛如锥，拒按，呃逆泛酸，口干苦，小便黄，大便隐血试验（++），苔黄腻，舌质有紫色，脉弦数。钡餐透视为十二指肠大侧弯溃疡。此胃痛，乃肝胃不和，脾胃湿热壅阻中州，气滞血瘀，胃络损伤所致。瘀血证缓且有出血，自非峻逐破血所能任。故治以疏肝和胃，清热除湿，活血止血；服汤剂，并肌注丹参针，口服三七片。

处方：柴胡12g，白芍、玄胡、郁金、生地、北沙参各20g，枳壳、扁豆、厚朴、香附、白及各15g，蒲公英30g，苍术10g。水煎服。5剂之后，脘痛缓解，便血亦止。原方加减，3个月后诸症悉减，复查大便隐血（－），钡餐透视报告十二指肠充盈良好，未见激惹征，亦未见龛影，遂痊愈出院。

按：柴胡、白芍、香附疏肝以安胃；枳壳、厚朴辛开苦降除湿；蒲公英清热解毒；丹参针，田七片，以及汤药中玄胡、郁金、生地活血止血；白及收敛止血，生肌敛疡。此择其活血之缓者，以逐久滞之瘀血，且防止血药留瘀之弊。

3. 活血化瘀须辨部位

一般地说，瘀血之患，多有一定的部位。如能在活血化瘀药中，针对其瘀血部位伍以引经药，使药到病所，疗效弥彰。

傅某，女，51岁，教师。1982年11月29日入院。住院号：461。反复头痛头昏10年，发作并加重半月。1966年人工流产大出血后，渐致头痛头昏。门诊以血瘀论治，遣桃红四物汤重加性善下行之川牛膝，疗效平平。半月来，两侧头痛较重，阵剧，伴面色虚浮，怔忡、失眠、健忘，双目干涩，口干夜甚，但欲漱水不欲咽，苔薄白乏津，舌质微红，脉弦细。脑电阻图报告称双侧颈内A系统呈轻度扩张充血状态。此乃肝肾阴虚，肝阳上亢，血瘀阻滞之头痛。治拟滋肝肾，益气阴，平肝潜阳，活血通络；并注意其患在头，针对用药。

处方：丹参、荆芥各12g，生地、赤芍、女贞子、菊花、川芎、石决明、白芍各30g，川牛膝20g，桔梗8g，柴胡10g，制首乌15g，炙甘草6g。水煎服。5剂后头痛减轻。更服数剂，头昏痛大减，寝亦安。2个月后复查脑电阻图，左侧颈内A系统呈轻度扩张充血状态。复以前方治疗1个月，痊愈出院。

按：方以女贞子、制首乌、生地、白芍滋肝肾，丹参、川芎、赤芍、川牛膝活血通络，菊花、荆芥、石决明祛风平肝。桔梗与甘草配伍，宗《珍珠囊》“为舟楫之剂”之义，以载药力上行；更以柴胡引经直达病所；偕川牛膝者，寓升降相济之妙。

4. 活血化瘀应统筹

《医碥》：“气血水三者，病常相同。有先病气滞而后血结者，有先病血结而后气滞者；有先病水肿而后血随败者，有先病血结而后水随蓄者。”可见，临床上致瘀之因颇多，瘀成之后又常与痰气食湿胶滞错杂。治当综合分析，统筹兼顾，方能奏效。

张某，女，47岁，工人。1983年4月20日入院。住院号：613。颜面、四肢水肿，腰痛反复8年，发作3个月，加重5天。8年前患肾盂肾炎，经治疗好转。后因反复水肿、腰痛，曾以桃红四物汤加益母草、地龙、川牛膝治疗，其效不显。刻诊：伴肢体困倦乏力，耳鸣，怔忡，胸闷，脘痞，纳呆，腹胀；尿意窘迫，小便黄，间有微灼感；大便稀溏，日2次；月经愆期，量多，甚持续10天以上，色淡如扬尘水，有瘀块；苔薄黄，舌质淡紫体胖有齿痕，脉弱。查尿常规（－）。查血：肌酐2.32mg%，尿素氮41.5mg%。放射性同位素肾图报告：双肾功能排洁迟缓，π/2大于8分钟。西医诊为慢性肾盂肾炎并肾功能减退症。中医辨证乃脾肾阳虚，水遏血瘀，湿浊酿痰化热，戕害阴津。法当兼顾，并行不悖。治拟中西医结合，西药仅服地塞米松0.75mg，日2次；

中医当标本互治，补消间行。补者助其脾肾功能之恢复，消者祛其蕴滞之痰瘀水湿。

处方：黄芪 50g，党参、淫阳藿、山药各 30g，肉桂、炙甘草、苍术各 10g，白术、当归、泽泻、生地、熟地、白芍、丹皮、附片（先煎）各 15g，茯苓、地龙各 20g，茵陈 12g，陈皮 8g。水煎服。2 个月后，诸症悉减，复查血：肌酐 1.28mg%，尿素氮 8mg%。3 个月后复查肾图，报告左肾功能正常，右肾功能轻度障碍。再经 1 个月治疗，肾图报告肾功能正常，遂痊愈出院。

按：方以黄芪、党参、肉桂、炙甘草、白术、淫羊藿、附片补脾肾之阳，白芍、生地、熟地、山药、当归滋肝肾之阴，陈皮、苍术、茯苓祛湿化痰，茵陈、泽泻清热除湿，丹皮、地龙活血通络。水肿甚，以五皮饮合防己黄芪汤加减；脘痞重，以温胆汤加减；腹胀急，以甘露消毒丹加减。而活血化瘀则贯穿其全过程，除常规静滴复方丹参针外，每次均从丹皮、当归、川芎、地龙、泽兰、郁金、赤芍等药中选用两三味配方。

寒热并用法应用隅谈

1. 寒热饮燥易从化，表里不偕常兼夹　邪之为患，常不单一。

如寒邪弥笃，误治热中，反兼热象；寒邪未已，或饮邪未蠲，或风寒湿邪久稽，郁而化热；热邪笃炽，或淫伤气阳，或误治寒中，终伴寒象；燥因治之过偏，温燥过凉，凉燥过温，或气候遽变，或恣食灼津，致温凉燥夹杂；以及表里上下，寒热舛乱。凡此，临床表现寒热错杂，治当酌以辛温、甘温，与辛凉、辛寒、苦寒并施，方中肯綮。

王某，男，34岁，1980年8月15日初诊。发热，微恶风寒，头痛，少汗2天，伴咳嗽少痰，咽干鼻燥，口渴，舌红苔白，右脉数大。辨为温燥，治以辛凉甘润，桑杏汤加减。患者因口渴，当天恣饮冰糕10余块。翌日，寒热如故而咳吐稀痰，此温燥兼凉。故改以辛凉甘润合合温润辛金法。

处方：桑叶、沙参各18g，杏仁、百部、冬花、紫菀、陈皮、茯苓各12g，浙贝、麦冬各15g，豆豉、苏叶、半夏各9g。水煎，每日3服。2剂之后，诸症霍然。

按：方以桑叶、杏仁、豆豉、苏叶宣肺透邪，浙贝、陈皮、茯苓、半夏祛痰，百部、冬花、紫菀止咳，沙参、麦冬润燥。此辛凉甘润与辛开温润熔于一炉，使之凉而不遏，温而不燥。

2. 湿热为病恒乖张，热淫伤阴湿损阳　湿为阴邪，秉黏腻之性，阴霾晦浊，伤人阳气。热乃阳邪，乃氤氲之气，燔灼焚焰，戕人阴津。湿热为病，徒用辛苦温，则有助热化燥之嫌；单用寒治，又有助湿遏阳之虑。故当根据湿与热之孰轻孰重，及伤阴伤阳之虞，酌将辛温、苦温、甘温，与苦寒、甘寒、咸寒并用，方不偾事。

王某，男，50岁，1978年8月20日初诊。罹湿温数日。近2天来，午后潮热，汗出不解，咳嗽痰壅气急，鼻翼扇动。就诊当日则神志昏迷，肢体时抽搐，小便清长，苔黄腻，舌质正，脉滑数。此湿热之邪已陷手足厥阴，小便清长示其气阳式微。治当清热渗湿，宣肺祛痰，佐以益气扶阳。以麻杏甘石汤合黄连温胆汤加减。

处方：炙麻黄、杏仁、半夏、胆星、僵蚕、附片（先煎）、石菖蒲各10g，石膏（先煎）、龙骨、牡蛎、钩藤（后下）各20g，黄连5g，茯苓12g，全蝎（洗）6g，滑石、郁金各15g。水煎，日3服。服药2剂，神志清楚，抽搐止，苔腻渐化。随证调理半月，诸恙咸安。

按：方以麻黄、杏仁、石膏宣肺泄热，止咳平喘；胆星、半夏、石菖蒲、郁金涤痰开窍；钩藤、僵蚕、全蝎、龙骨、牡蛎祛风镇惊；黄连清热；茯苓、滑石，使湿热之邪从小便出；附片扶正透邪，抑阴化湿。全方苦寒与辛热并用。

3. 阴阳失调多迷离，阳损及阴阴损阳　五脏均有阴阳之辨。在其阴或阳的偏虚中，病久则阴损及阳或阳损及阴，终致阴阳两虚。阳虚则寒，阴虚则热，此时之治，热之不热，寒之不寒，应阴病治阳，阳病治阴。故当甘温、辛热，与甘寒、咸寒并用，相辅相成。

陈某，男，50岁，1976年7月8日初诊。患慢性肝炎、高血压病10年。半月来，头昏胀痛，目胀，眼睑掣动，少气懒言，睡眠不安，喉有痰黏滞，胸脘觉热，腹胀，口干不欲饮，腰膝酸软，阳痿，尿淡黄，大便多溏；苔薄白，舌边尖微红质暗，脉弦细。此肝肾阴虚，肝阳上亢，兼阴损及阳，虚阳上浮，脾虚痰滞血瘀。治当滋阴补阳，健脾除湿，活血祛痰。

处方：龙骨、牡蛎、杜仲、磁石、枸杞、泽泻各30g，白芍、桑寄生、丹参各25g，党参、夏枯草、菊花各20g，附片、巴戟各10g，苍术、车前子（包煎）各12g，天竹黄3g，石决明40g。水煎，日3服。3剂之后，症状明显减轻，血压亦恢复正常。遂以上方加减为丸药调理服用，匝月而康。随访1年，症状基本控制。

按：附片、巴戟、杜仲、磁石、龙骨、牡蛎温肾收敛，以摄纳上浮之虚阳；复以白芍、枸杞、桑寄生、石决明、菊花、夏枯草、泽泻滋肾凉肝，平亢上之肝阳；以党参、苍术、天竹黄、车前子健脾祛痰；丹参活血化瘀。全方甘温与甘寒、苦寒合用。

叶天士辛通止痛法应用

一、辛通法

《指南·胃脘痛》汪案：对病经数载，已入胃络之胃脘疼痛之证，用辛通法；药用甜桂枝、延胡索、半夏、茯苓、良姜、蜜水煮生姜等。我对寒凝络脉所致之胃脘痛、腹痛、心绞痛以及妇科痛经等，常喜用之。

刘某，女，32岁，1989年12月7日初诊。脘痛反复发作3年，此次发作3天，经疏肝理气中药治疗罔效。刻诊：脘部刺痛，按之痛减，饮寒痛甚，纳呆，恶心，大便微溏，苔薄白，舌质有紫气，脉弦。证属寒湿阻滞胃络，血行不畅。拟散寒活络，治以辛通法。处方：桂枝、良姜、半夏各12g，玄胡、茯苓各24g，白芍18g，炙甘草5g。每日1剂，水煎日3服。3剂之后脘痛好转。复与香砂六君子汤加减善后。

二、辛香温通法

《指南·胁痛》郭案：对寒入络脉，气乘填塞阻逆所致之右胁疼痛攻心，伴呕吐清涎，周身寒凛之证，用辛香温通法；药用荜茇、半夏、川楝子、玄胡、吴茱萸、良姜、蒲黄、茯苓等。我在临床对慢性胆囊炎所致之胁痛，常用之而获效。

张某，女，41 岁，1985 年 4 月 5 日初诊。右胁反复疼痛 3 年，发作 1 周，经四逆散加减治疗效果平平。遂延诊于余。3 年前，经西医诊断为慢性胆囊炎，曾频服苦寒中药，疗效欠佳。刻诊：右胁疼痛，痛引心下，伴脘痞，恶心干呕，吐涎沫，口微干；小便淡黄，大便微溏，苔薄白，舌质正，脉弦。此土壅木郁，气滞血瘀之证。治拟辛香温通法。处方：荜茇、半夏各 15g，川楝子、玄胡、郁金各 24g，吴茱萸 10g，良姜 12g，蒲黄 18g，茯苓 20g。

每日 1 剂，水煎日 3 服。3 剂后，右胁疼痛减轻。更与 2 剂，疼痛霍然。复以香砂六君子汤加减善后。

三、辛温通络法

《指南·胁痛》尤案：对下午黄昏，当阳气渐衰之时而痛发，痛从中起，绕及右胁，得食自缓之证，治以辛温通络法；药用当归、茯苓、炮姜、肉桂、炙甘草、大枣等。我在临床常用于阳气不振，寒瘀阻络之痹证、脘痛及妇科痛经等，疗效满意。

张某，男，43 岁，1989 年 11 月 5 日初诊。四肢关节反复疼痛 5 年，发作 5 天。经西药对症治疗，疗效不佳，遂延诊于余。刻诊：肩、肘、膝关节疼如锥刺，遇冷尤甚，上肢屈伸欠自如，口不干，大便微溏，小便不黄，苔薄白，舌质淡紫，脉沉紧。证属寒阻络脉，血行不畅。

治拟辛温通络法。处方：当归、炮姜、大枣各 15g，茯苓、威灵仙各 20g，肉桂 6g，苡仁 30g，炙甘草 5g。每日 1 剂，水煎日 3 服。5 剂之后，疼痛明显减轻。更服 3 剂，疼痛痊愈。

四、苦寒辛通法

《指南·胃脘痛》朱案：因肝厥胃痛，兼有痰饮，误用芪术人参，致痰气闭阻，痛结痞胀之症，治以苦寒辛通法；药用川连、土瓜蒌皮、白芥子、茯苓、炒半夏、姜汁、橘红、竹茹等。我在临床对胆囊炎、脘痛之属气郁化火，痰热壅阻者，多用之。

王某，男，28 岁，1991 年 5 月 3 日初诊。胃脘反复疼痛 3 年，发作 5 天。经西药对症治疗效果不佳，遂转诊于余。刻诊：心下痞结胀痛，伴胁肋亦胀，呃逆、纳呆，烦躁易怒，口干苦，小便黄，大便不爽，苔黄舌质正，脉弦数。证属肝脾不调，胃失和降。治拟苦寒辛通法。处方：川连 6g，全瓜蒌 30g，白芥子 9g，茯苓 18g，半夏、陈皮、香附各 12g，竹茹 24g，厚朴 15g。每日 1 剂，水煎日 3 服。3 剂之后，脘痛好转。更以柴芍六君子汤善后。

五、辛通瘀滞法

《指南·胃脘痛》潘案：对因久病胃痛，瘀血积于胃络之胃痛拒格，呕恶不纳之证，用辛通瘀滞法；药用川楝子、延胡索、桂枝木、五灵脂、蒲黄、香附等。我对瘀血引起之心绞痛、胃脘痛、胁痛等，用之多效。

李某，男，58 岁，1993 年 9 月 3 日初诊。患冠心病 3 年，心前区阵发性绞痛 3 天。经西药对症治疗少效。刻诊：心前区绞痛，痛引后背，伴胸中窒塞，气紧，心怔忡，手足欠温，苔薄白，舌质紫，脉弦涩。证属瘀血阻滞心络。治拟活血化瘀，温通心气，用辛通瘀滞法。处方：桂枝、香附各 15g，玄胡、黄芪各 24g，五灵脂 12g，蒲黄 18g，炙甘草 5g。每日 1 剂，水煎日 3 服。2 剂之后，心前区疼痛减轻。更服 2 剂，疼痛遂止。嘱以复方丹参片善后。

六、辛香缓通法

《指南·胁痛》王案：对胁痛三年，久病在络，气血皆窒所致左前后胁板着，食后痛胀之证，治以辛香缓通法；药用桃仁、归须、小茴香、川楝子、半夏、生牡蛎、橘红、紫降香、白芥子，水泛为丸。我在临床对肝硬化胁痛的治疗，常用此法。

夏某，男 45 岁，1981 年 5 月 30 日初诊。患肝硬化 2 年，胁下疼痛加重 1 周。经逍遥散加减治疗罔效，延诊于余。刻诊：右胁下痞塞刺痛，触怒后更甚，伴吐痰浊，纳呆，腹胀，失眠，口不干，小便和，苔薄白，舌质紫暗，舌下脉络青紫粗大，脉弦涩。证属肝郁气滞，痰瘀阻络。治当活血化瘀，祛痰散结，拟辛香缓通法。处方：桃仁、半夏各 15g，当归、川楝子各 18g，小茴香、陈皮各

12g，郁金、降香各24g，白芥子9g，生牡蛎30g。2日1剂，水煎日2服。5剂之后，右胁下疼痛减轻。更进5剂，疼痛消失。复与归芍六君子汤加减善后。

七、辛通润血法

《指南·腹痛》毕案：对郁勃伤及肝脾之络，致血败瘀留，每因劳役动怒，宿疴乃发之脐腹痛，小便自利，大便黑色，脉沉而结涩之证，用辛通润血法；药用桃仁、桂枝木、穿山甲、老韭白，煎送阿魏丸一钱。我在临床上对上消化道出血者，用本法治疗多效。

魏某，男，35岁，1989年11月5日初诊。脘部反复疼痛3年，发作3天，解黑色大便1天。2年前经西医检查，诊断为十二指肠球部溃疡。刻诊：脘部刺痛，痛有定处，按之益甚；伴怔忡，腹胀，纳呆，口不干，小便微黄，大便色黑如赤豆汁、微硬，大便潜血试验（++），苔薄白，舌质有紫气，脉弦涩。证属气滞血瘀，损伤胃络。治当理气化瘀止血，用辛通润血法。处方：桃仁、穿山甲、山楂、木香各15g，仙鹤草24g，三七10g，槟榔18g，韭白10g。每日1剂，水煎日3服。2剂之后，脘痛、腹胀减轻，大便黄中带黑。更进2剂，脘痛好转，大便如常，大便潜血试验（－）。

八、辛润通络法

《指南·诸痛》庞案：对有年色脉衰夺之络虚则痛，指出非香蔻劫散可效，应以辛润通络法；药用炒桃仁、青葱管、桂枝、生鹿角、归尾等。我在临床对腰椎骨质增生所致之腰痛，用之多效。

许某，男，45岁，1992年10月21日初诊。腰痛3年，发作5天，经西医检查诊为腰椎骨质增生症。前医投以独活寄生汤加减罔效，乃延诊于余。刻诊：腰痛如折，动则尤甚，伴头昏，失眠多梦，腰膝酸软，口不干，二便和，苔薄白，舌质正，脉弦细。此肝肾亏虚，血络瘀滞所致。治拟补益肝肾，养血活络，用辛润通络法。处方：桃仁15g，青葱管7根，桂枝12g，生鹿角、白芍各24g，当归15g，制首乌18g，威灵仙、羌活各30g。每日1剂，水煎日3服。3剂之后，疼痛减轻。更进5剂，疼痛遂止。复以此方加减再服10剂。随防1年，腰痛未曾复发。

中药脐疗法的妇科应用

妇女的生理特点，主要表现在胎、产、经、带方面。维持胎、产、经、带的正常功能，又有赖于奇经八脉中的冲、任、督、带四脉。

脐，名神阙，该穴属任脉。任脉和督脉相表里，有总领气血的作用。冲与任同起于胞中，脐又为冲脉循行之地，冲、任、督一源而三歧，均受束于带脉。中药脐疗不仅有药物本身的效果，还有穴位刺激作用，热敷还有灸的功能。故中药脐疗的综合作用可影响冲、任、督、带的病理转化，从而达到治疗妇科疾病的目的。诚如《理瀹骈文》指出："外治之理即内治之理，外治之药亦即内治之药，所异者法耳，医理、药性无二，而法则神奇变幻。"《难经·二十八难》说："其奇经八脉者，比于圣人图设沟渠，沟渠满溢，流于深湖，故圣人不能拘通也。"说明十二经中气血旺盛才流蓄于奇经八脉。那么，奇经之病，其口服药物也只有通过十二经才能达于病所。而脐疗则使药物直接作用于奇经；而且脐部皮肤的结构特点又最利于药物效力的吸收，故本法疗效较好。徐大椿说："用膏贴之，闭塞其气，使药性从毛孔而入其腠理，通贯经络……较服药尤为有力。"本文案例中，药物敷脐后用胶布封贴固定，意即在此。冲、任、督、带功能失调是产生妇科疾病的重要机理。但是，冲任不能独行经。根据奇经八脉源于肝肾之说，故对冲、任、督、带的病变，常选用治疗肝肾的药物。

敷脐药物，品种不宜太多，且宜选气味俱厚之品。同时，应炒研为末，盖炒香则气易透，以促进药物效力的发挥。此外，根据治疗需要，或用水调敷，或用醋调，或用酒炒，或用某药煎（取）

汁调拌等，均可提高疗效。总之，中药脐疗方法简单，效果满意，值得推广。

1. 恶阻

杨某，女，23岁，1975年9月15日就诊。因孕后2个月，呕恶不食，或食入即吐，吐出清涎和食物；伴脘腹微胀，四肢欠温，怠惰思睡，舌淡苔白润，脉缓滑无力。属脾胃虚寒，胃失和降，冲气挟痰饮上逆所致。治以温胃健脾，降逆止呕。以丁香15g，半夏20g共为细末，生姜30g煎浓汁；上药调为糊状，适量涂敷脐部，用胶布固定。1日之后，呕吐渐止。再敷3日，纳食如常。

按：《校注妇人良方》说：妊娠恶阻病，由于胃气怯弱，中脘停痰。本例乃脾胃亏虚，痰饮上逆所致。半夏消痰涎，开胃健脾，止呕吐；丁香温胃，配姜汁治干呕；生姜祛痰下气，止呕吐。故以半夏、丁香、生姜止呕吐。《名医别录》谓半夏有堕胎之说；但张元素称，半夏虽孕妇忌之，用生姜则无害，故可用之。

2. 胎动不安

杨某，女，24岁，1976年8月15日就诊。患者曾3次流产。现孕3个月，腰部酸胀，小腹坠痛，阴道时有少量流血，头晕耳鸣，两腿软弱，小便频数，甚至不禁，舌淡苔白滑，尺脉沉弱。此属肾气亏虚，冲任不固，胎失所系而致胎动不安。嘱患者卧床休息，并以杜仲30g，补骨脂30g，共为细末，以水调涂敷脐部，用胶布固定。1日1换。2日之后，腹痛停止，阴道出血渐止。又敷5日，胎元得固。治后足月顺产。

按：此例系肾虚冲任不固，致胎动不安。杜仲暖子宫，安胎气，《本草求真》谓其："在肾经虚寒者，固可用此温补以固胎元。"《神农本草经读》称补骨脂有固胎之功。故两药相须为用，具有固胎作用。

3. 痛经

张某，女，32岁，1978年3月10日就诊。月经来潮3天，小腹冷痛喜按，经水色淡黑，小腹冰冷，四肢不温，舌淡苔薄白，脉沉紧。证属寒凝气滞，治以温经散寒，行气止痛。以肉桂10g，吴茱萸20g，小茴香20g，共为细末，用白酒适量炒热敷于脐部，冷后更炒熨敷，以不烫伤为度，用胶布固定。3日之后，痛经即痊愈。嘱下月行经之前再敷3日。从此痛经霍然。

按：滑伯仁说："经前脐腹绞痛如刺，寒热发作，下如黑豆汁，两尺沉涩，余皆弦急，此由下焦寒湿之邪搏于冲任，经事来血与邪争，故作疼痛。"肉桂，止腹内冷痛，痛不可忍；吴茱萸，治腹内绞痛，诸冷实不消；小茴香暖丹田。酒炒助诸药温经散寒止痛之功。

4. 崩漏

张某，女，38岁，1979年10月5日就诊。月经来潮已8天，量多如注而不间断，色淡红而质清稀，精神疲倦，舌淡苔薄白而润，脉细尺弱。此肾气亏虚，冲任不固。治以补肾固摄，调理冲任。

以益智仁20g，沙苑子20g共为末，艾叶30g煎汁，上药调敷脐部。1日更换4次，每次6小时，胶布固定。3日后，崩漏大减。更敷2日，崩漏痊愈。

按：《丹溪心法》谓："若劳倦过极，脏腑俱伤，冲任之气虚，不能制约其经血，故忽然而下，谓之崩中暴下。"本例当属此论。故治当补益肝肾以固摄。益智仁补肾虚，治血崩；艾叶止崩血；沙苑子补肝益肾，治肝肾不足。故以诸药补肝肾而调冲任，使之固摄有权，崩漏遂止。

5. 白带

杨某，女，45岁，1977年6月3日就诊。白带清冷量多，终日淋漓不断已半月。面色晦暗，大便溏薄，小便频数清长，小腹不温，舌淡苔白，脉沉尺弱。证属肾虚带下，治以补肾固摄。以芡实30g，桑螵蛸30g，白芷20g共为末，醋调糊状，适量敷脐部，胶布固定。1日1换。5日后，白带大减。1周后遂愈。

按：下焦肾气虚损，带脉漏下而为白带。芡实，补脾固肾，助气涩精，疗带浊；桑螵蛸，治带浊淋漓；白芷，主妇人漏下赤白。三药研末敷脐，具有健脾固肾止带的作用。醋调者，更增加收敛固摄之功。

6. 子宫脱垂

王某，女，43岁，1981年3月5日就诊。子宫脱垂3年，每因劳力过度、便秘而发作；此次复发半月，妇科检查为Ⅱ度子宫脱垂。伴腰酸腿软，小腹下坠，小便频数清长，双下肢欠温，舌淡红，脉沉弱。证属肾虚失于固摄，胞宫失系。治当温肾固摄。以杜仲30g，枳壳30g，蓖麻子30g为末，醋调糊状，适量敷脐部。1日1换。1周之后，子宫脱垂好转。再用1周巩固疗效。随访1年，本病未复发。

按：患者肾气亏虚。肾藏精而系胞，肾虚带脉失约，冲任不固，难以系胞，致子宫脱垂。杜仲温补肾气。蓖麻子能出有形之滞物，临床常配伍巴豆研细，加入麝香，贴脐心以催生及治疗死胎不下；但是《本草纲目》指出，此不止于出有形之物而已，并载治一妇产后子肠不收，捣仁贴其丹田，一夜而上。我受悟于此，故与治子宫下垂之枳壳共为末，敷脐治本病，每收回纳脱垂子宫之效。

乌梅丸化裁运用举隅

1. 肺胀

邓某，男，58岁，工人，1980年3月20日初诊。咳喘反复发作10余年，半月来症状加剧。西医诊为慢性支气管炎伴感染、肺气肿、肺心病。经用青霉素、链霉素、氨茶碱、复方甘草片等对症处理少效，遂转中医治疗。刻诊：咳嗽喘促，心悸，动则尤甚，痰白色泡沫样，间以色黄质稠，量多易咳出；面色㿠白，胸胁隆起，形寒肢冷，腰酸疼，口干不喜饮，小便微黄，大便溏薄，舌质淡体胖，苔微黄，脉弦，尺脉弱。证属肺肾阳气亏虚，饮邪上逆，内蕴化热。治宜温肾补肺，涤饮降逆，止咳清热。方用乌梅丸加减。

处方：乌梅、桂枝、川椒、干姜、银杏各10g，细辛、黄连各6g，红参（另炖，冲服）30g，制附片（先煎）、当归各12g，黄芪24g，苏子、桃仁各15g，地龙20g。5剂，水煎服。

3月25日复诊：服上方后，咳喘减轻，痰量减少，已无黄痰，大便转正常。于原方去干姜、制附片，加巴戟天20g，淫羊藿18g，红参改党参30g，黄连减为3g。进10剂，咳喘遂平。

按：本例患者咳喘病已10余年。久咳伤肺，肺虚及肾。肺虚则气之宣降失职，肾虚则纳气无权，复因饮邪壅遏蕴热，肺肾更受其困，本虚标实，交相肆虐，诸症悉起。法当温肾补肺以固本，涤饮清热以治标。方以红参、黄芪、干姜、制附片、桂枝、细辛，力补肺肾之阳气；当归补血乃阴中求阳之举；乌梅有祛痰，止久嗽之功；川椒，主邪气咳逆下气，偕苏子、银杏以祛痰降气平喘；桃仁、地龙活血通络；诸药相伍，止咳平喘之效弥彰。黄连，荡内蕴之热邪。首剂告捷，乃去干姜、附片之刚燥，改以巴戟、淫羊藿之温润；邪热既挫，黄连亦减量；总不悖扶正祛邪之旨。药后肺肾之阳气得补，上逆之饮邪被蠲，内蕴之邪热廓清。以其肺之宣降复职，肾之纳气有权，故咳喘告瘥。

2. 顽固性失眠

杨某，男，50岁，干部，1978年5月3日初诊。反复失眠2年，发作半月，加重3天。曾服酸枣仁汤、安神定志丸、归脾汤多剂罔效，遂诊于余。刻诊：烦躁不宁，近日每夜仅似睡非睡约2小时，伴心悸健忘，头昏，精神萎靡，肢体困倦，形寒肢冷，口苦咽干不喜饮，小便不黄，大便稀溏，舌质稍淡，苔薄白，脉沉弱。综观之，其证乃脾肾阳虚，心阴不足，上热下寒，心肾不交，神不守舍。治拟温下清上，交通心肾，养心安神。方用乌梅丸化裁。

处方：乌梅、制附片（先煎）各10g，细辛、肉桂、黄连、琥珀各6g，党参、干姜各15g，茯苓18g，当归12g，枣仁、龙骨、牡蛎各30g。3剂，水煎服。

5月7日复诊：药后烦躁趋缓，每夜能入睡3～4小时，余症悉减。原方去制附片、干姜，加巴戟、淫羊藿各15克。进5剂后，睡眠良好。随访半年，睡眠亦佳。

按：本例脾肾亏虚，寒盛于下；阴血衰少，心火趋炎于上；以致水火不济，心肾失交，心神不宁，发为不寐。前投诸方，或养血安神、清热除烦，或补气镇惊安神，或健脾养心、益气补血，皆顾此失彼，未中肯綮，焉能收功。斯方以制附片、细辛、肉桂、干姜、党参、茯苓补益脾肾之阳以温下寒；乌梅除热满，安心，配伍黄连以清炎上之心热；且黄连与肉桂，此交泰丸交通心肾之义；当归、枣仁补养阴血；琥珀、龙骨、牡蛎镇静安神。药后下寒已温，上热得清，心阴受补，心神自安，故不寐得瘥。

补阳还五汤的应用

我使用补阳还五汤所治诸病，辨证均属气虚血瘀之证。此血瘀乃气虚所致，故重在用黄芪以益气帅血祛瘀，少用理气耗气之品。气虚血瘀尚可衍生痰凝、湿遏之变；痰瘀日久每易化热；气虚之甚也易阳衰。故方中又常酌加祛痰、利尿、温阳、清热之药。对气虚血瘀之出血性疾病，当慎用活血药，以免增加出血。阳气不足者，取少火生气之义，温阳药不可过用。总之，审证要准，用药要精，自能收到桴鼓之效。

1. 头痛

杨某，男，62岁，工人，1979年5月初诊。反复头痛5年，发作半月，前医以天麻钩藤饮、镇肝熄风汤治疗无效。刻诊：头顶闷沉胀痛如裂，连及两太阳穴，常因恼怒和感受外邪痛甚，善太息，睡眠不宁，胁肋满闷，精神抑郁，肢体懈怠，舌质紫，舌下脉络青紫粗大，苔薄白，脉弦细，左关弱。证属肝气不足，瘀血阻络。拟补阳还五汤加蔓荆子、荆芥、鳖甲、茯苓、熟地、柴胡、香附。3剂后，头痛大减。复以此方增损，调理半月而瘳。随访2年，头痛未作。

按：患者年过花甲，肝气已衰，厥阴之气失于升发，气虚血瘀，阻滞经络。此气虚不荣，且血瘀不通，故头痛矣。投补阳还五汤以益气活血化瘀通络，加蔓荆子、荆芥以祛风邪，柴胡、香附疏肝理气，熟地、鳖甲滋阴潜阳，茯苓健脾抑肝。药中病机，故头痛霍然。

2. 肺胀

陈某，男，54岁，1983年2月初诊。咳嗽哮喘反复发作10年。1个月前感寒复发，某院诊为慢性支气管炎急性发作，肺气肿，早期肺心病。治疗后热退，但咳喘、心悸未已。刻诊：面色不华，心悸气短，自汗恶风，咳喘痰鸣，痰多色白，口唇紫绀，爪甲青紫，舌淡紫有齿痕，苔薄白，脉细弦。证属心肺气虚，痰瘀阻滞，肺失宣降。拟补阳还五汤合异功散去红花、白术、川芎，加杏仁、紫菀、连翘、桂枝。3剂后咳喘减轻，迭进5剂，诸恙悉减。复投桃仁红花六君子汤调理，以善其后。

按：本例反复咳喘10年，久咳伤肺，气必衰耗。气虚不帅血行而瘀滞，气不化津而痰蕴。遂成气虚痰瘀内壅，肺失宣降之局。故以补阳还五汤益气活血止咳平喘。其中桃仁止咳逆上气；地龙平喘，加陈皮、茯苓、半夏祛痰降逆，党参助黄芪以益气，桂枝、炙甘草温心阳，杏仁、紫菀宣肺止咳，连翘廓清痰瘀化热之余邪。治中肯綮，故咳喘悉平。

3. 崩漏

张某，女，40岁，1982年5月初诊。半月前暴崩下血，以后淋沥不尽，时多时少。西医嘱刮宫而未从，中医以逍遥散、小柴胡合四物汤、归脾汤加减治疗罔效。刻诊：经血色紫黯，多血块，大小不一，夹杂黏稠带浊之物，小腹疼痛并有下坠感。伴头晕头重，心悸，失眠健忘，体胖乏力，面目虚浮，气短懒言，恶心欲呕，痰多，口中黏腻，舌有瘀点，苔薄白，脉弦滑。证属脾气虚弱，痰凝血瘀，冲任不固。拟补阳还五汤合失笑散去地龙、川芎、赤芍，加党参、香附、牡蛎、苍术、陈皮、法半夏、白芍、蒲公英。3剂后，漏血遂止。复以香砂六君子汤合四物汤加减善其后。

按：脾虚统摄无力，致血不归经。脾虚运化无权，水湿内停，聚而为痰。痰瘀阻滞胞宫，冲任不固，致崩漏不止。以补阳还五汤益气活血，加党参助补气摄血，加香附、蒲黄、五灵脂助活血祛瘀。党参与五灵脂同用，李中梓有“善于浚血”之说。苍术、陈皮、法半夏燥湿祛痰。白芍、牡蛎益阴止血，防活血逐瘀药伤阴动血之虞。蒲公英疏肝清热解毒，对痰瘀积久化热者适宜。全方益气活血祛痰，固摄冲任，故竟全功。

4. 水肿

陈某，女，35岁，1972年10月初诊。全身浮肿反复发作已3年。刻诊：近半月来水肿发作，以双下肢为甚，按之没指；双目虚浮，面色黧黑，口唇紫黯，肢体困倦，少气懒言，心悸，易怒，小便量少，色淡黄，大便稀溏，日2～3次，舌淡紫有齿痕，苔薄白润，脉细弦。1年来，月经色淡紫，有瘀块，断续10天方尽。证属脾肾气虚，瘀血水湿内壅，三焦决渎失司。拟补阳还五汤去赤芍，加茯苓皮、冬瓜仁、陈皮、大腹皮、附片、泽兰、益母草、杏仁。5剂后，全身浮肿悉减。复以补阳还五汤与六君子汤加减善后。随访3年，水肿未作。

按：血瘀水遏为致肿之因，而本例之血瘀，缘于脾肾之气虚。故投补阳还五汤益气活血，加杏仁、茯苓皮、冬瓜仁、陈皮、大腹皮疏通三焦以利尿；少火生气，以附片温阳益气；泽兰、益母草倍增活血利尿消肿之功。此熔益气、活血、利尿于一炉，故奏效迅捷。

5. 失眠

李某，女，42岁，1976年1月初诊。半年前，发现皮下屡有出血紫斑，渐致烦躁失眠，甚则彻夜不寝，多恶梦，易惊醒；

伴少气懒言，头昏，健忘，面色不华，精神萎靡，纳差，舌紫苔薄白，脉弦涩。证属气虚血瘀，心神失养。拟补阳还五汤加琥珀、丹参、夜交藤、枣仁。3剂后，渐能入睡，但仍多恶梦，乃去川芎加龙齿。5剂后已能安睡。随访半年，睡眠良好。

按：张景岳："寐本乎阴，神其主也。神安则寐，神不安则不寐。其所以不安者，一由邪气之扰，一由营气之不足矣。"本例失眠发生于皮下出血之后，乃气虚血瘀，瘀阻血脉，新血不生，心失血养，故神不安而不寐也。以补阳还五汤益气活血化瘀，伍琥珀、枣仁、夜交藤养心安神。此益气以补元气之虚，逐瘀以却邪气之扰，正复邪遁，心神自安，故能寐矣。

威灵仙的临床应用

威灵仙，为毛茛科多年生攀援性灌木植物威灵仙的根。辛、温，归十二经。《中药学》认为，其功效祛风除湿，通络止痛，故归在祛风湿药一章。然究其临床应用，颇为广泛。兹根据文献报道，结合我的经验，介绍于后。

1. 痹证　痹者，闭阻不通之义。痹证，乃风寒湿三气侵袭人体，流注经络，使气血循行不畅所致。《本草正义》谓本品治风寒湿三气之留凝坠络，关节不利诸病；《本草经疏》则称其：主诸风而为风药之宣导善走者也；《广西中草药》指其祛风除湿，通经活络，止痛。故我常用于治疗风寒湿痹；在湿热痹中佐用之疗效亦佳。如痹证较久，与活血祛瘀药同用；顽痹者，常与补肝肾、虫类搜剔之药共施，其止痛之功更著。

2. 中风　李士材谓威灵仙能搜逐诸风，《本草备要》指本品治中风，故我常将本品用于中风证。临床上，中风证常见口眼歪斜，语言不利，半身不遂等症，如苔白腻，脉浮滑者，系初中在经，风痰阻络所致者，我常在牵正散中加入本品，疗效更佳；如系中风后遗症，而辨证属气血不足，痰瘀阻络所致者，则常在补阳还五汤中加入本品。临床体会，其与地龙配伍，活血通络作用更好，肢体功能恢复更快。

3. 咳喘　《本草图解》谓威灵仙消痰水，李东垣指出本品能消胸中痰唾，说明本品有祛痰涤饮止咳之功。考《本草纲目》治停痰宿饮，喘咳呕逆，呕不入食者，以威灵仙（焙）、半夏（姜汁浸焙）为末，用皂角水熬膏，丸绿豆大，每服 7 ~ 10 丸，姜汤下，每日 3 服，1 个月为验，忌茶面。因此，我在临床上治疗咳嗽，喘累而痰涎多者，常应用本品，疗效颇佳。

4. 肝脾肿大　肝脾肿大属中医积聚范畴。多由七情郁结，气滞血瘀；或饮食内伤，痰滞交阻；或寒热失调，正虚邪结而成。《开宝本草》谓本品治癥瘕痃癖气块；《本草图解》云其破坚积；

查《普济方》化铁散和《幼科指掌》威灵仙丸，均有用本品治痞积、癖积的记载。我悟及于此，临床常用本品配伍治疗肝脾肿大，效果较好。

5. 诸痛　《本草备要》指出，威灵仙能宣通五脏，通行十二经络，治痛风头风顽痹一切冷痛。《雷公炮制药性解》云威灵仙可升可降，为阴中之阳，故于经络无所不入。因此，我于临床上，泛用本品治疗“不通”引起的许多痛证。如与川芎配伍，治疗头痛；与瓜蒌壳、郁金配伍，治疗胸痛；与香附配伍，治疗脘痛；与台乌、白芍配伍，治疗腹痛；与桂枝、姜黄配伍，治疗慢性胆囊炎之胁痛；与葛根配伍，治疗颈项强痛；与姜黄配伍，治疗肩痛；与桑寄生、续断配伍，治疗腰痛等，疗效堪称满意。

6. 胆结石，尿路结石　《上海中医杂志》1983 年 5 期报道，用威灵仙 90g，金钱草 50g，每日 1 剂，连服 3 次，治疗尿路结石。药后小便出现米粒大砂石数粒，血尿即止，无不良反应。该文还用上方治疗肾结石、胆结石，亦收到较好疗效。据《本草图介》云，本品有破坚积之功。因此我用其治疗胆石症，临床亦收到排石之效。

7. 痢疾　宋•杨士瀛《仁斋直指方》：痢出积滞，不论色之赤白，脉之大小，皆通利之，以无积不能痢也。《证治准绳》：凡治痢必先逐去积滞。本品宣通走窜，李东垣谓其能推新旧积滞，《开宝本草》称其去腹内冷滞。故我常于白头翁汤中配伍本品治疗痢疾。

临床观察，对消除里急后重感，控制腹泻，效果优于单用白头翁汤。同时，本品性温，尚可监制白头翁汤苦寒沉凝伤中之弊。

8. 水肿　水肿的产生，与肺、脾、肾功能失调和三焦决渎不畅有关。《开宝本草》谓本品能宣通五脏，则当使肺能宣发，脾能转输，肾主二便通调，三焦决渎有权，故有消肿之效。又，《本草备要》谓其治浮肿；《雷公炮制药性解》谓其治两足肿满；《广西中草药》谓其治浮肿，小便不利。我在临床上，常应用本品治疗风水，效果满意。

9. 妇科疾病　本品味辛性温，辛能宣通，温可去寒；又能利尿除湿。故我常用于寒凝气滞之痛经、经闭，以及寒湿下注之白带。临床观察，疗效满意。

10. 五官病症　据文献报道，本品在五官科的应用颇广。如以鲜威灵仙洗净捣汁，将消毒棉捻成条状，一端浸药汁后塞入患侧鼻孔达上鼻道，治疗咽喉炎、急性扁桃体炎、急性会厌炎；或洗净捣烂塞患侧鼻孔，治角膜溃疡，每日 3 ～ 4 次。

牙痛，取鲜威灵仙、毛茛等量，洗净捣汁，每 100mL 药汁中加入 95% 乙醇 20mL 以防腐。用棉蘸药水搽患齿处。注意不能多搽，避免起疱。

治疗麦粒肿、结膜炎，取威灵仙鲜叶捣烂，搓成小团如黄豆大，置患眼对侧内关穴上，以胶布覆盖固定，再揉按穴位处半分钟。约 40 分钟后，局部有轻度辣感，即可将胶布和药去掉。注意防治局部感染。每天 1 ～ 2 次，3 天后始效。

治疗腮腺炎。以鲜威灵仙根洗净捣烂敷患处，或醋密闭浸泡3日，取浸液涂患处，或醋调敷。每2～3小时更换1次。1～3天症状可消失。

本品治疗骨鲠，疗效满意。用法是取威灵仙30g，加水2碗，煎成1碗，在半小时至一小时慢慢咽完，1日内可咽服1～2剂。亦可将威灵仙16g，和入米醋适量，煎取药液缓缓咽服。其治疗效果与异物大小，梗阻部位和异物插入软组织深浅有关。

11. 丝虫病　取鲜威灵仙根500g切碎，煎煮半小时后过滤取汁适量，与红糖500g，白酒100g搅匀，再熬10分钟左右。分10次服完，每日早晚各1次，连服5天。小儿用量酌减。

其他治验案例

1. 急性肾炎，高血压脑病

陈某，男，9岁，1977年4月8日初诊。患儿1周前患急性肾炎，经对症治疗，水肿稍减；1天前头痛呕吐，现神志昏迷半天，惊厥2次。刻诊：神昏，呼之不应，瞳孔对光反射稍迟钝，面色潮红，呼吸深大，手足时有抽搐，口气秽浊，眼睑及双下肢水肿，腹胀，尿黄短少，尿检蛋白（+++），大便2天未解，苔薄白，舌质淡紫，脉弦有力。血压140/90mmHg。证属瘀阻肾络，水不涵木，激动肝风，脑络壅滞。治当活血利尿，佐以平肝息风，用下瘀血汤合镇肝熄风汤加减。

处方：桃仁、芒硝（冲）、土鳖虫、大黄（后下）、丑牛各10g，白芍、代赭石、川牛膝、钩藤（后下）各15g，地龙20g，旋覆花（包煎）9g。每日2剂，日3夜2服。2天之后，神志清醒，惊厥未作，2便通利。以原方去芒硝、大黄、代赭石、钩藤，加茯苓、泽泻、泽兰、茅根，每日1剂，日3服。5剂之后，诸恙咸安，复查血压正常，小便蛋白（－）。继以六味地黄汤加减善后。

2. 流行性出血热少尿期

王某，女，35岁，1976年8月15日初诊。患流行性出血热5天，因神昏1天延诊于余。刻诊：神志昏愦，呼之不应，瞳孔对光反射迟钝，呼吸深大，面色晦暗，腹微胀，双下肢浮肿，按之微凹，小便少，每日不足200mL，大便3天未解，苔微黄欠润，舌质红，舌下脉络青紫粗大，脉弦有力。查尿素氮45mg%，肌酐2.5mg%，证属疫毒瘀阻肾络，失主二关，痰浊上犯，脑络瘀阻所致，治当逐瘀通络，通利二便，佐以祛痰化浊。以代抵当丸加味，处方：大黄（后下）、蒲公英、赤芍、石决明（先煎）各30g，芒硝（冲）、炮穿山甲、半夏各15g，桃仁18g，当归20g，生地50g，丑牛10g，川芎12g，每日2剂，4小时1服。2天后，神志清醒，小便增多，每日约500mL，大便日

3次，微溏。复以5剂，每日1剂，日3服。药后诸症好转，复查尿素氮19mg%，肌酐1.5mg%。更以六味地黄丸善后。

3. 辛凉透邪法治疗高热

辛凉透邪法出自《时病论》，治温病无汗，温疟渴饮，冬温之邪内陷。方由鲜芦根、石膏、连翘、竹叶、淡豆豉、绿豆衣组成。临床常见温病初起，邪在肺卫，高热，微恶寒，不汗出或仅微作汗，苔薄白乏津，舌边尖微红，脉浮数。如以银翘散，则杯水车薪，缓不济急；若以辛凉重剂白虎汤，则冰伏其邪不得外解。对此两难之际，我屡投以辛凉透邪法，既清气分之壮热，又解卫表之风邪。如高热甚，则加知母、黄芩、柴胡；无汗恶寒较重，加荆芥；咳嗽，加大力、蝉蜕；扁桃体肿大，加玄参、板蓝根；津伤较重，加麦冬、花粉；小便黄，加滑石、茅根；便秘，加大黄、元明粉。兹举治验一例如下。

冉某，男，12岁，1976年3月6日初诊。患儿体温40℃，微恶寒，不出汗，微咳无痰。1周来，肌注青霉素、链霉素，口服ABC、安乃近，体温不降，诸症如故，延余诊治。症见扁桃体2度肿大，无脓点，颈软，不呕吐，大便2天未解，苔薄白乏津，脉浮数。辨证为风温初起，温邪阻遏肺卫，治以辛凉透邪法。

处方：石膏（先煎）30g，连翘15g，竹叶、香豉各10g，芦根18g，绿豆1把，大青叶20g，元参12g，大黄（后下）、元明粉（冲）各 6g。水煎服。1 剂之后，微微汗出，大便得通，体温恢复正常，诸恙悉减。惟高热之后，胃阴不足，纳呆。乃以沙参麦冬汤加味与之，胃纳渐增，遂致康复。

4. 急性胃扩张

陈某，男，51 岁。因慢性胃炎急性发作于 1976 年 6 月 6 日入某县医院，经西医对症处理，腹痛减轻。继于 6 月 11 日突感腹部不适，以上腹部为甚，恶心。经胃肠减压处理，腹胀有增无减，并呈板状，未闻及肠鸣，四肢冰冷。遂行剖腹探查术，见胃高度扩张，胃大弯抵达盆腔及于左髂凹，胃小弯及幽门、十二指肠未探清。即置胃管并配合手法轻压胃壁以行胃肠减压，未能抽出气体及胃内容物。查腹腔无其他异常乃予关闭。术后诊断为急性胃扩张。迭经胃肠减压，肌注新斯的明以及补充电解质等皆罔效，于 6 月 14 日转中医治疗。刻诊：腹胀，按之硬满，口干苦，小便黄，大便干燥，苔黄，舌质紫，脉弦涩有力。证属肝胃不和，腑气不行，气滞瘀血。治宜疏肝理气，活血通下。厚朴三物汤加味与之。

处方：厚朴 32g，炒莱菔子 64g，陈皮、枳实、大黄、降香、桃仁各 12g，半夏曲 9g，甘草 3g，丹参 30g。煎取药汁 300mL，经胃管注入，每次 150mL，每 2 小时 1 次。2 剂后，矢气频多，解大便 3 次，腹胀减轻，仍未闻及肠鸣。前方稍事加减，又进 2 剂，腹胀全消，肠鸣恢复正常。经调理于 6 月 24 日痊愈出院。

5. 补阳敛风汤治疗阳虚眩晕

我在1976～1983年，用自拟补阳敛风汤治疗阳虚眩晕15例，痊愈10例，好转5例；服药最多者15剂，最少者5剂，平均10剂。

补阳敛风汤组成：白术、茯苓、附片（先煎）、淫羊藿、京半夏各15g，荆芥10g，炙甘草5g，川芎12g，龙骨、牡蛎各24g。阳虚湿阻者加藿香、菖蒲、泽泻；阳虚饮逆者加桂枝、旋覆花、代赭石；虚阳上越者加肉桂、川牛膝、磁石；阴阳俱损，上盛下虚加女贞子、白芍、龟甲、珍珠母、磁石。

病例一：杨某，女，50岁，工人。1979年5月初诊。患者眩晕反复发作3年。刻诊：眩晕，站立不稳，喜闭目静卧，伴喜暖畏寒，恶心呕吐，咳泡沫样痰，量多，脘闷，四肢不温。面色㿠白，唇淡，口不干，大便稀溏，苔薄白，脉沉细。证属脾肾阳虚，饮邪上逆。治拟温肾阳以敛风，涤饮降逆以止呕。用补阳敛风汤加减：茯苓20g，附片（先煎）、川芎、京半夏各12g，淫羊藿、白术、旋覆花、熟地、山药各15g，炙甘草5g，肉桂6g，龙骨、牡蛎各24g，磁石（先煎）30g，苍术10g，陈皮8g。方以肉桂、附片、淫羊藿温补元阳，磁石、龙骨、牡蛎、旋覆花镇逆敛风，熟地、山药滋阴恋阳，苍术、白术、茯苓、陈皮、炙甘草、京半夏健脾渗湿涤痰，川芎活血搜风。3剂之后，头眩减轻，稍能起坐，呕吐减少。仍以前方加减，连服12剂，诸症悉减。更以香砂六君子汤加肉桂、淫羊藿调理半月。

随访4年未再发作。

病例二：陈某，男，48岁。1978年10月初诊。患者罹眩晕病已6年，反复发作5次，此次发作6天。现症：眩晕，起则欲仆，耳鸣，失眠，颧红，五心潮热，四肢不温，腰疼，脘闷，小便清长，大便溏薄；苔薄白，舌尖微红，脉细数尺弱。证属肾精亏耗，髓海不足，虚阳上越。治以温肾填精，镇潜浮阳。用补阳敛风汤加减：茯苓20g，附片（先煎）、川芎各12g，淫羊藿15g，京半夏、白芍、制首乌、女贞子各15g，龟甲、磁石（先煎）各30g，肉桂6g，川连4.5g，龙骨、牡蛎各24g，陈皮8g。5剂之后，眩晕大减，耳鸣减轻。更以前方加减，再进8剂，诸症霍然。终以桂附地黄丸为主，间以六味地黄丸调理3个月。随访3年眩晕未作。

按：阳虚眩晕的临床特点除阳虚见症外，还表现为特别喜静厌动，喜闭目安卧。盖阳虚则阴盛，阴主静；动则耗阳，张目亦能泄阳，阳愈虚眩晕益甚。脾肾阳虚眩晕，多兼湿饮之邪；而虚阳上越所致者，常兼肾精不足和肝气虚惫的临床表现。盖肾之阳虚多由肾精不足，阴损及阳所致。而真阳不足，则进一步导致真阴生成匮乏，致髓海空虚，清窍失荣。肝肾为母子之脏，肾之阴精亏耗，肝气失养，筋失温润而“罢极”。髓海不足，则脑转耳鸣，胫酸眩晕，目无所见，懈怠安卧。临床观察，凡肝肾阴虚，肝阳上亢与虚阳上越并逆所致眩晕，常有中风之虞。

6. 疏渎固表汤治疗顽固性多汗症

疏渎固表汤组成：杏仁、茯苓各15g，泽泻、黄芪各18g，防风8g，白术15g，仙鹤草24g，煅牡蛎30g。肾阳虚者酌加肉桂、淫羊藿；肾阴虚者加吴茱萸、山药；湿热盛者去白术，增泽泻用量，并加桂枝、滑石。每日1剂，水煎服。

杨某，男，45岁。1979年10月21日初诊。1年来，常濈濈汗出，以头颈、背部和腋下为著，动则汗出更甚，触之稍凉，衣里常湿；伴少气懒言，心悸，肢体倦怠，微恶风，口干不欲饮，小便淡黄而少，阴囊潮湿。述服中药治疗未效，延余诊治。苔薄白，舌质正，脉弦尺弱。辨证：肾气不足，三焦决渎失权，表气不固，津液外泄。治拟补肾气，疏三焦，固表止汗。以疏渎固表汤加肉桂、淫羊藿。3剂之后，汗出减少。1周后，汗出遂止。随访半年，未复作。

按：出汗症是津液代谢失调的疾病。三焦在水液代谢中至关重要，三焦水道不畅，表虚腠理不固，津液势必外泄而为汗症。汗与血同源异流，有深浅层次不同。但津能濡血，血可泌津。初汗在津，久汗及血。故止汗药与收敛止血药同用，其止汗之效弥彰。本方用杏仁宣肺降气，启上源以通调水道，茯苓健脾化湿以运中，泽泻开下闸以利下；更以黄芪、白术、防风益气固表；仙鹤草、煅牡蛎专肆止汗；加肉桂、淫羊藿者，以助肾行主水之令。

迨表固截断津液外泄之路，三焦决渎有权，则水精四布，五经并行，水液无妄行之势，多汗之症乃愈。

7. 益气利尿汤治疗崩漏

益气利尿汤组成：党参30g，炙黄芪50g，桑寄生24g，巴戟、淫羊藿、杏仁、茯苓、白术、猪苓各15g，泽泻、白芍各20g，车前子（包煎）12g。如气虚甚者，加红参10克（另炖冲服）；血崩如水决堤，势不可遏，加仙鹤草30g，煅乌贼骨50g；心悸不眠，加当归8g，枣仁30g；瘀块多者，加田七（冲服）6g。每日1～2剂，日4～6服。

汪某，女，31岁，1986年3月21日初诊。阴道血崩如注3天，色淡红质清稀，伴面色㿠白，少气懒言，精神萎靡，肢体倦怠，腰膝酸软，手足欠温，口不干，小便淡黄短少，大便尚可。前医投以举元煎3剂，疗效平平，遂延诊于余。查舌质淡，苔薄白而润，脉细尺弱。诊为脾肾气虚，水遏血溢胞中，胞脉损伤，冲任不固。治以补脾肾，利小便，固冲任。遣以益气利尿汤全方，每日2剂，水煎分6服。1日之后，崩血大减。复与2剂，每日1剂，日4服，药后崩漏全止。

按：此方从水血相关论治本病。本例辨证为脾肾亏虚，盖脾虚则气不统血而血溢，肾虚州都气化不及则尿少水遏，水泛血溢壅于胞中，冲任不固，胞络损伤，水血并趋直下，故漏崩作矣。

前医仅从气治血，忽于血证治水，故效寡焉。本方炙黄芪、党参、白术补气健脾以统血；桑寄生、巴戟、淫羊藿补肾助州都气化；杏仁、茯苓、泽泻、车前子、猪苓宣通三焦以利水，使以白芍，既挫其土虚木贼之势，又监其利尿伤阴之弊。我认为，利小便有助塞流以止崩。如是脾肾气虚得补，冲任固摄有权，水得利而不蓄，血被摄而不溢，胞脉不被水血激惹所伤，故崩漏霍然。

8. 桂甘龙牡汤治疗过敏性荨麻疹

杨某，女，32 岁。患者反复发作荨麻疹 10 年，此次发作 20 天。服强的松、静注钙剂罔效，延余治疗。述风疹时起时消，瘙痒难忍，夜间尤甚，烦躁不安，双下肢冷，口不渴，二便和；苔薄白，舌质淡，脉弦细尺弱。此阳虚而有热毒。治宜益气温阳，清热解毒。桂甘龙牡汤合附子泻心汤加味：甘草、龙骨、牡蛎、银花各 30g，大黄、桂枝、黄芩、附片（先煎）、苏木、木通各 10g，川连 5g，黄芪、蝉蜕、当归各 15g，地肤子 20g。2 剂之后，风疹块减少，瘙痒减轻，夜能安寝。再进 3 剂，诸症消失。随访 2 年，未见复发。

按：过敏性荨麻疹，古称痦瘰、隐疹。桂甘龙牡汤系《伤寒论》方，原用于火逆复下，以致心阳受伤，烦燥不安之证。本例系阳虚而有热毒之证，加黄芪、附片益气温阳；黄芩、黄连、银花清热解毒；当归、苏木、地肤子、蝉蜕养血活血，祛风止痒；大黄、木通使热毒从二便而泄。正复邪却，故能奏效。

9. 解毒活血除湿汤治疗慢性荨麻疹

解毒活血除湿汤组成：玄参、生地、赤芍、土茯苓、地肤子、何首乌各30g，当归12g，苏木、刺蒺藜各15g，川连、桔梗各6g，木通、荆芥各10g，苍术8g。痒甚去刺蒺藜、荆芥，加龙骨、牡蛎；热毒重去当归、土茯苓、荆芥，加蒲公英、丹皮、紫草；搔破流水者，去当归，加黄柏。每日1剂，水煎，日3服。忌辛辣鱼腥酒酪。

刘某，男，50岁，1985年5月3日初诊。患慢性荨麻疹6年多，此次发作1周。经西医静滴10%葡萄糖酸钙及扑尔敏等寡效，遂来诊。治以解毒除湿，活血祛风。解毒活血除湿汤加牡蛎。2剂后皮疹减少，瘙痒减轻。更进3剂后痊愈。复以桂枝汤合玉屏风散善后。随访1年，未见复发。

治咳十法钩玄

一、治咳贵宣降

宣法是用辛散轻扬的方药治疗咳嗽的方法，降法是用肃降肺气的方药治疗咳嗽的方法。宣法和降法常合并应用，故合称宣降法。

肺喜宣通而恶壅塞，外邪犯肺，肺失宣降而咳，故当以宣法宣散发表外邪。肺主秋令，喜清虚肃降，苦气上逆，“肺苦气上逆，急食苦以泄之”，故当以苦降肺气。宣降肺气是治疗咳嗽的重要方法，正确而灵活地把握宣降法的临床应用，对咳嗽的疗效起着至关重要的作用。余以为，治咳不宣降，非其治也。

宣法的应用：临床只要排除燥热、内伤气火、阴虚等，皆可使用宣法。使用宣法的四要素：①要询问患者咳嗽的诱因，其咳嗽是否因寒加重；②咳嗽的声音是否闷咳不扬，或咳声嘶哑；③咳嗽是否有痰难于咯出；④咳嗽的伴有症状，是否合并有鼻窍不通之症。临证四者不必悉具。

宣肺当以疏风为先。风为六淫之首，故外感之咳常以风为先导。风邪当疏解，如止嗽散；夹寒邪当疏风散寒，如三拗汤；夹热邪当疏风清热肃肺，如桑菊饮；夹燥邪当疏风清肺润燥，如桑杏汤。同时注意邪气的转化兼杂，如风寒犯肺，未能及时宣散，郁而化热，而表寒未解；或肺有蕴热，而外感风寒，表现为外寒内热证，皆当解表散寒，清泄肺热并施。他如风寒化热应清肃；风热化燥当转清润；肺热蒸液成痰，当转清热化痰等。此外，内伤咳嗽反复发作，常与感受外邪密切相关，致内外相引而发病，且日渐加重，治疗当佐以宣散外邪，方中肯綮。咳久肺气虚，表卫不固，易感风邪，对此切忌专肆祛风，当益气固表。

宣肺首推麻黄。麻黄辛散宣通，又具苦降之性，善宣肺气郁闭，平肺气之上逆，在宣发中的作用不可忽视。对于伤风咳嗽，“无热便是寒”，即可使用麻黄。

宣降相济。肺气之宣降是相济的。肺气不宣必然会影响肺气而致不降；肺气不降势必影响肺气以致不宣。非宣则外邪不去，非降则肺气仍逆。因此，在运用宣降法治疗咳嗽时，根据咳嗽病因的不同，或宣中寓降，或降中寓宣，使宣与降相反相成。一般地说，外感咳嗽以肺气不宣为主，内伤咳嗽以肺气不降为主，宣与降之治疗各有侧重，但应当配合。

二、治咳不远温

温法是用温热方药治疗咳嗽的方法。

因肺性本凉，易受寒邪侵袭，形寒饮冷皆可伤肺而咳嗽。肺对寒邪的易感性，决定了寒邪致咳的多发性。痰为阴邪，易伤阳气，而痰饮内伏，痰瘀互结所致咳嗽者多。临床多见脾肺阳虚，痰饮不化，水饮犯肺咳嗽；肾阳不振，肺中寒冷，肾不纳气，肺气上逆而咳喘等。

肺为娇脏，不耐寒热，临床常囿于西医消炎药和苦寒清热中药治咳，凉药太多，对寒咳者雪上加霜，对热咳者苦寒凉遏，渐致陈寒伏肺。

肺热咳嗽治以苦寒清热，为防苦寒伤肺，可佐以温热药。

临床应用温法治咳要善辨寒热标本。咳嗽以痰饮为患居多。痰饮为阴邪，伤人阳气。慢性咳嗽以肺阳虚，痰饮内伏，痰瘀互结为主要病理基础，种种热象为标。临床应排除对标的顾忌，施治应从本，以温（化、散、补、通）为法。如寒饮化热者，温化寒饮为主；阳虚痰瘀化热者，温补阳气为主；时热证寒者，舍时从证，以温寒为主。久咳、顽咳要细辨寒热，凡有寒象，或热象不明显者，均可灵活运用温肺散寒之剂，或酌伍清热药。

用好姜辛味。仲景治寒饮，尤其治疗肺胃寒饮的用药，常以干姜、细辛、五味子三药合而用之，对寒饮咳喘确有良效。干姜、细辛可直接入肺，散水寒之邪；五味子入肺，可敛肺气之上逆。一收一散，散中有收，正邪兼顾，对消散寒饮而止咳喘十分得力。

关于小青龙汤，本方虽为外解表寒，内散水饮而设，据药物分析，又能温散上中下三焦水寒之邪。临床上对外寒内饮，水寒射肺，寒饮伏肺之咳喘；以及外感风寒之邪未予表散，日久寒饮入肺；或肺热咳嗽，苦寒凉润太过，热从寒化；或素体肺气不足，肺阳虚弱等所致之咳喘，总归于寒饮壅肺，均可酌情应用。小青龙汤临床应用得当，效如桴鼓；用之不当，祸不旋踵。以其辛烈发散，有伤阴动阳之弊，上耗肺气，下拔肾根，不可不慎。因此，要注意慎用和忌用证。药后当以苓桂剂善后。

寒饮壅肺辨证：①辨气色，诸如水气、水色、水环、水斑；②辨咳喘；③辨痰饮；④辨舌象；⑤辨脉象；⑥辨兼症。上述证候不必悉见，符合一二项即可。凡寒饮内伏于肺，肺失宣降而咳喘，吐痰清稀，背部恶寒，舌苔水滑等，即可予之小青龙汤。

关于麻黄的应用：小青龙汤麻黄生用，取其发表散寒；炙用则专于温肺散寒，止咳平喘。故对肺寒久咳，须炙麻黄，防生麻黄耗气之弊。麻黄中的麻黄碱，能收缩血管，升高血压，扰乱心律，故对心脑血管病人不能贸然使用。用麻黄时，应先小剂量服用以投石问路，再酌情增加剂量。

去麻黄加杏仁问题：麻黄之宣肺，既可解散在表之风寒，又有助水寒攻肺的上逆之势；麻黄之发其阳，对难潜的虚阳欲脱有推波助澜之虞。用杏仁苦降之品，不仅气顺喘平，还可使气顺而表解。从麻黄与杏仁之一减一加，可以看出仲景用药旨在用其利而避其弊、既病防变、治病求本的严谨的学术思想，足堪效法。

三、治咳莫畏敛

敛法是用收敛肺气的方药治疗咳嗽的方法。

肺主敛欲收。肺属秋，主收敛，主肃降。肺主皮毛，肺为华盖。因此，肺司宣降。肺之宣而不泄，肺之降而不逆，余以为靠肺之主收欲敛以维系相济。因此，肺之主收欲敛是肺气宣降的枢机。感受外邪，失敛失降，则肺气逆，逆则太阴不收，肺叶焦满而咳。

肺主气，剧咳或久咳伤耗肺气。肺气耗散，宣降不支，咳必不愈。《内经》云：肺欲收，急食酸以收之，以酸补之。只有在辨证中使用敛法，敛肺利气，使正复邪去，方能病愈。若肺气不敛，正气不复，则邪去不尽，留恋迁延，为不善之治。

《说文解字》：“敛，收也。”敛法，一则收敛肺气外泄之耗散，一则敛降肺气之上逆，以恢复肺气之宣降。因此，在辨证中酌以收敛，可谓泛应曲当，疗效弥增。

外感咳嗽，勿须拘泥禁敛。感冒早期刺激性咳嗽，祛风散邪是为治疗大法。但是由于患者频频剧烈咳嗽难于忍受，辛散祛邪又一时难于达到缓解咳嗽之效，故每于方中将麻黄或荆芥与五味子同用，服后可收到剧咳缓解，痰易咳出之效。外感风热，咽喉不利，咳嗽剧烈者，在宣散风热、清利咽喉中，伍以白芍、五味子等养阴收敛之品，可明显缓解咳嗽。外感咳嗽剧烈，或呛咳频作，甚者咳而遗尿，在宣肺同时，因其剧咳耗散肺气致膀胱失约，可酌加敛肺之品以摄尿；考虑肺有肃降之性，尚需伍肃降之药以通调水道；如肺气虚则加益气之品，使肺之治节复权而遗尿方止。

内伤久咳，必当酌情与敛。久咳必致肺气虚耗，一则气不化津，痰浊壅肺；再则卫外失固，易感风邪。此正虚恋邪，虚实夹杂。在益气祛痰降逆中，伍以麻黄祛风散邪，粟壳酸以敛肺，一宣一敛，一开一合，宣不伤正，敛不留邪，相反相成，咳嗽自愈。

治咳不畏敛，专敛则当戒。经云：“欲伏其所主，必先其所因。”治咳嗽如不针对“其所因”施治，只凭一味的收敛去“伏其所主”，不但不能伏其所主，反因其所因未却而生他变。因此，《内经》在强调肺欲收，急食酸以收之，以酸补之的同时，告诫我们还必须以辛泄之。此条最宜玩味，意在敛中当寓祛邪，一敛一辛，敛不留邪，辛不伤正，当不偾事。

四、治咳善化痰

化痰止咳法是用化除和控制痰涎的方药治疗咳嗽的方法。

痰是关键因素。痰是肺系疾病中最主要的病理产物，又是加重和诱发肺系疾病的重要病因。衍生致病：痰阻气滞，气滞血瘀，痰瘀互阻，化热酿毒，形成痰－气－瘀－毒之病理链；痰蕴化热，耗伤肺阴，肺失濡润；痰为阴邪，其性黏腻，易伤阳气，致肺气虚；痰湿伤脾，脾肺气虚，终致脾肺肾俱虚。易窒息致危：老年人因痰太多，阻滞气管喉部，可发生窒息；小儿支气管肺炎也易引起痉挛抽搐，均可危及生命。

关于痰白为寒、痰黄为热的问题：临床上只凭痰色黄白来辨寒热，是不可靠的，甚会导致误判。辨痰的寒热关键是痰之稠与不稠，黏与不黏。黏稠之痰，方为热痰，这种痰很难咯出，黄而稠黏为热，白而稠黏更是热。白而稠黏的痰，是津液为燥火熏灼煎熬成痰，还没有来得及在体内存留即变为胶黏，因此属热属燥。

痰色黄而稀易咳出，不能判断为热，只不过在体内停蓄的时间较长而已。此外，无痰干咳乃为热，不可不知。

痰的常用治法有化痰、排痰、豁痰、抠痰。其中豁痰法，是将不易咯出的存留于气道的痰豁利排除的方法，唯此方能缓解咳嗽。有的病人每因咯一口痰而咳数十声，涕泪俱下，甚至小便失控，这就显出了豁痰的重要性。紫菀、百部、冬花、白前、瓜蒌壳、瓜仁、知母、贝母既能润肺豁痰，又有止咳作用；而胶黏块状之痰，非海浮石、蛤壳、牡蛎咸寒软坚，稀化痰涎则不能豁除。

病痰饮者，当以温药“和之”。《说文解字》：“和者，相应也。”余以为，温药和之者，乃温和和之也。痰饮乃阳气虚衰，饮邪停聚之本虚标实证；饮为阴邪，能阻遏、损伤阳气，得温则解，得寒则聚。温药之甘温补益肺肾阳气，苦温助阳化湿，辛温行散水湿。所谓温药和之，即用温药不可过于刚燥，以免伤正；不可专肆温补，以防碍邪。此外，还应酌加行、消、开、导之品与温药“和之”。行者，行其气也；消者，消其痰也；开者，开其阳也；导者，导其饮邪从大小便出也。从而达到温补助阳，行水蠲饮的目的。

五、治咳可从肝

治咳可从肝是指通过调理、协调肝肺功能，可以达到止咳的效果。

肝肺相关是从肝治咳的学术渊源。二者生理相关：肝升于左，肺降于右；肺之治节肃降使肝之升发疏泄有度；肝之疏泄升发使肺之宣发肃降正常协调，卫外有固；肝气之疏泄升发，肺气之宣发肃降，一升一降，一疏一肃，相互为用，相互制约，使升降相济，共同维护正常的气机升降出入。二者又病理相关：肝气过盛，或肺虚不能制木，则肝木反侮肺金；肝阳化风，冲逆扰肺，均可引起咳嗽。

肝为风脏。因此，从肝论治之咳多为风动咳嗽。此类咳嗽特征与风的特性有关。

风动咳嗽的治疗：①木亢侮金，风痰闭肺者，应豁痰利肺，三子养亲汤加减；②金不制木，风燥入肺者，当清燥润肺，息风解痉，以沙参麦冬汤加减；③阴虚风动，冲逆犯肺者，应养阴润肺，息风解痉，用沙玄麦贝汤加味；④肝阴亏虚，虚风扰肺者，当柔肝息风，肃肺降逆，以过敏煎加味。

风盛则痉，风动咳嗽每致气管痉挛。故在审因辨证治疗中，均宜酌加蜈蚣、全蝎、僵蚕、蝉蜕、防风、钩藤、露蜂房等息风解痉药。现代药理研究证实，此类祛风药可以提高细胞免疫功能，减轻机体过敏因素的应激反应，拮抗组织胺抗过敏性炎症，可使气管痉挛转为舒张，气道通顺，从而缓减咳嗽。还可配合白芍，一则避免风药辛燥伤肝，同时白芍之养血柔肝又可解除支气管平滑肌的痉挛。

风动咳嗽往往与过敏因素相关。中医风邪的涵盖非常广泛，包括吸入性、食入性、接触性、感染性、季节性多种外在过敏原，并与气候因素、精神因素、物理因素（冷刺激、运动）等具有一定的关系。风邪犯肺，轻则气道挛急，产生过敏性咳嗽；重则影响津液代谢，津停为痰，气痰交阻，加重气道痉挛，发为哮鸣。故对风动咳嗽，除了应用上述息风镇痉药外，尚须使用柴胡、防风、乌梅、五味子、苍耳、苏叶等抗过敏中药。

此外，肝火犯肺之咳嗽，切忌专肆苦寒清肝。此与精神因素密切相关，应配合疏肝解郁之品。

六、治咳宜清润

清法是指用清热泻火的方药治疗肺热咳嗽的方法。润法是用滋阴生津的方药治疗肺失濡润咳嗽的方法。肺热咳嗽失治，热邪化燥，当润之；肺失濡润之阴虚火炎，又当甘寒、咸寒清之，故合为清润法。

肺体属金，畏热怕火。故邪热壅肺，肺失清肃，肺气上逆而咳。当今火热咳嗽发病较多，治当以清热法。肺为娇脏，肺属金秋，其性本燥，故喜润而恶燥。秋季燥令，燥邪最易伤肺。肺失濡润，宣降失常而咳嗽，故当以润法。

对肺热咳嗽若专以苦寒清热，一则味厚入中焦，致药过病所；再则凉遏邪热不解而偾事。当佐以辛宣之品，辛味属阳，取其辛散达邪，以宣畅肺气，疏解宣泄肺热；对痰火（热）咳嗽，欲降痰火，必解郁热，欲解郁热，苦味必佐辛味。此外，邪热壅肺，有化燥伤津之忧，且清泄邪热的苦寒药亦有化燥伤津之虞，故可酌与养阴生津之药。

湿热咳嗽四季皆有发生。治疗要清热于湿中，渗湿于热下，以臻湿清热化之效。湿热蕴肺者，疏风宣肺，佐以流气化湿，可用三拗汤、吴氏宣痹汤、三仁汤。肺胃湿热者，清化湿热，宣畅肺气，用甘露消毒丹。

肝火犯肺咳嗽与肺燥阴虚咳嗽，一实一虚，前者为肝郁化火，上逆侮肺；后者为阴虚火炎，虚热内灼，肺失濡润。但前者郁火耗伤阴津，可转见肺燥阴虚，故在泻肝清肺的治疗中，酌加北沙参、麦冬、天花粉等养阴生津润肺药。后者肺燥阴虚，金不制木，木火刑金，故在滋阴润肺的基础上，酌加桑白皮、地骨皮、丹皮、黛蛤散等清肺泻肝。

治燥之法，一者可以五行相关论治，如培土、滋水；二者燥多夹湿，治燥当佐以化湿。余以为，治燥遗化湿，非其治也。燥与湿，虽霄壤之殊，但燥邪有从寒从热的双重病理特性；而湿为阴邪，又常与寒热复合为病。燥与湿俱与寒热为母体，可随五气从化。故燥与湿在病变中存在着转化相兼、因果杂合的病机，临床常表现为燥中有湿、湿中有燥而燥湿同病的错杂局面。因此，治燥要兼化湿，在辛润濡燥之中酌参苦辛淡以化湿，是为治燥上策。

湿滞津亏咳嗽，要燥润互用。此证乃阴亏之体感受湿邪，或湿郁化热伤津所致。湿乃浊邪，其性黏滞，症见咳嗽，痰少难出，口苦而干，燥渴欲饮，苔厚腻黏着如积粉堆砌，舌质干燥少津。如单用辛燥化湿则津益伤，专用滋阴则湿愈滞，惟燥润互用，令湿化津复。可选生地、熟地、天冬、麦冬、芦根、玉竹，与苍术、厚朴、半夏等佐用。

七、治咳须利咽

利咽止咳法是用清利咽喉的方药治疗咳嗽的方法。

咳嗽前多有咽痒气呛，或痰缠气塞感的先兆，随之引起咳嗽。因此，如何尽快清利气道，消除咽痒，使痰涎顺利豁出，是治疗咳嗽的关键。

咽痒之因多见以下几端：邪干鼻咽；咽喉失濡；肝风扰咽；邪扰少阳半表半里。

常用的利咽法：①疏风利咽法；②清肺利咽法；③疏肝利咽法；④和解利咽法；⑤利咽豁痰法。其中特别指出的是，咽痒或油烟致刺激性干咳，对此“往来咳嗽”，如查不出明显的表证、痰饮、阳虚等指征，可视为少阳“往来寒热”的一种延伸；治疗即可用和解利咽法。邪在少阳咽痒咳嗽，在和解之中加用桔梗、荆芥、蝉蜕、射干、木蝴蝶等利咽止痒。

咽痒是邪客咽喉的反应，气呛是咳嗽的前奏，气塞是痰缠气道的表现，痰不得出是持续咳嗽的成因。因痰而咳，因痰而久咳。

因此，在利咽之中要配合豁痰，使痰涎豁利易于排出。利咽祛邪是除鸣钟之具，豁痰利肺又有启门逐贼，犁庭扫穴之妙。

利咽豁痰法的应用：凡咳嗽咽痒、咽痛、咽肿、声嗄、咳痰不爽者，语未竟而咳嗽乃起的风咳等，常用本法，方选桔梗汤。风热加牛蒡子、薄荷，疏散风热而利咽；风寒加牛蒡子、苏叶，疏散风寒而利咽；咽痛加僵蚕、玄参，化风痰以利咽；咽肿痛加射干、赤芍，消肿以利咽；燥咳加麦冬、桑叶，清燥以利咽；气火上冲加生山栀、黛蛤散，清火以利咽；咳嗽痰稠黏加瓜蒌壳、贝母，化痰以利咽；干咳无痰，久治不愈者，加诃子、乌梅，或诃子、蝉蜕，宁嗽以利咽。如咳嗽初起，苦寒伤肺，邪敛不散，咳嗽痰少，咽痒不和，匝月不愈者，加玄参、细辛，或五味子、细辛，润散或敛散以利咽。

喉源性咳嗽须利咽止咳。外感风邪，邪在少阳枢机不利，以及木郁侮肺等所致之咳嗽，与之攸关，故可辨证与利咽止咳法。如属喉炎引起之咳嗽，用丹栀射郁汤加全蝎、僵蚕等。

八、治咳亦当补

补法治咳是用补益的方药治疗虚证咳嗽的方法。

咳不止于肺。久咳与肺、脾、肾亏虚关系极大。

久病咳嗽按虚证咳嗽的发作期与迁延缓解期的论治。发作期：

如肺虚邪恋，当益肺固表，玉屏风散加味，继以培土生金善后；若肾虚邪恋，当补肾为主，肺肾同治，麻黄附子细辛汤加味，咳喘好转后，以金匮肾气丸善后。缓解期：如健脾，可用扶正固本丸；补肾，可用通阳片。

补法主要是补益肺、脾、肾三脏。治肺宜补敛而不宜宣散，治脾宜温补不宜清降，温肾宜温固而不宜滋补。总之，宜补不宜泻，宜收不宜散，宜温不宜寒。

九、治咳当活血

活血止咳是用活血方药治疗咳嗽的方法。

肺热蕴蒸，热之所过，血为之凝滞；痰饮碍气，气滞难帅血行；久咳肺气虚，帅血乏力等，此乃因咳致瘀，亦因瘀而加重咳嗽。亦有因瘀致咳者，如用力过度，努责伤肺，或胸受跌打，致肺部瘀血，气道瘀阻，肺失肃降而咳嗽。

现代研究发现，慢性支气管炎病机特点是非虚即滞，广泛存在防御功能低下和局部微循环障碍，呈显著的血瘀病理改变，实验研究表明血瘀是必然的病理结果。因此，临床应以微观的病理变化着眼，不必拘泥于面青、咽红、舌暗、脉涩等瘀血之象。故宜将活血化瘀药贯彻于慢性支气管炎治疗始终，以改善患部血液循环，对炎症有很好的消散作用。

因瘀致咳者，清瘀肃肺，旋覆花汤加减，甚则血府逐瘀汤加杏仁、五味子。对因咳致瘀者，可在辨证中佐用活血止咳药，如当归、桃仁、丹参、赤芍、虎杖等。

十、治咳当辨病

临床上对其他疾病影响于肺而致咳者，当针对其他疾病予以相应的治疗。这就是治咳当辨病。

咳嗽一般需要用止咳祛痰药，但有些咳嗽患者用止咳祛痰药无效，这就需要查明原因，针对病因治疗方可缓解咳嗽。西医常见咳嗽病因有咳嗽变异性哮喘、胃食管反流症、心源性咳嗽、鼻后滴漏综合征、肿瘤、胸膜疾病、精神性咳嗽、药物性咳嗽等，都必须针对病因治疗。其中的药物性咳嗽，须停用相关药物。

临床上须应用中西医结合的方法去诊断，并应进行相应的中西医结合治疗，亦为发挥中医治咳优势拓展了空间。

阴茎勃起功能障碍的中医诊治

阴茎勃起功能障碍（ED）是指阴茎不能勃起进行性交，或阴茎虽然能勃起、插入，但不能维持足够硬度完成性交，从而无法达到满意的性生活。对应于中医病证的阳痿。本病是男子性功能障碍中较为常见的一种。

一、病因病机

1. 情志内伤　外界各种精神刺激程度过强或持续时间过长，造成情志的过度兴奋或抑制时，则可导致人体的阴阳失调，气血不和，经脉阻塞，脏腑功能紊乱而引起阴茎勃起功能障碍。

(1) 思虑忧愁，损伤心脾：脾胃既伤，气血乏源，心失血主，以致阴茎勃起功能障碍。正如《景岳全书·阳痿》所说：凡思虑焦劳忧郁太过者，多致阳痿，盖阳明总宗筋之会，若以忧思太过，抑损心脾，则病及阳明冲脉，气血亏而阳道斯不振矣。

(2)抑怒伤肝，肝气不疏：长期抑郁怒满，则肝气不疏，血行不畅，不能淫气于筋，故阳痿作矣。此外，亦有肝气不疏，郁而化火所致者。《明医杂著·卷三》曰：男子阴痿不起，亦有郁火甚而致痿者。

(3)恐惧伤肾，肾气不振：过度恐惧的精神刺激，导致肾气不振，肾不能作强，渐至阳痿不举或举而不坚。《景岳全书·阳痿》曰：凡惊恐不释者，亦致阳痿；经曰恐伤肾，即此谓也。又说：忽有惊恐，则阳道立痿，亦甚验也。

2. 肝肾亏虚

(1) 肝肾阴虚：精血亏竭，阴器失养而痿弱不用。如《诸病源候论》曰：若劳伤于肾，肾虚不能荣于阴器，故痿弱也。

(2) 肝肾阳虚：肝气虚衰，升发和疏泄功能不及，宗筋失之温煦，阴茎寒冷，软弱无力而致阳痿；如《素问·上古天真论》曰：丈夫七八，肝气衰，筋不能动。肾阳不足，命门火衰，阴事不振，而渐成阳痿；如《济生方·虚损》曰：五劳七伤，真阳衰惫，阴事不举。

3. 湿热痰瘀　嗜酒肥甘，碍脾运化，或居处潮湿，滋生湿热；《素问·生气通天论》曰："湿热不攘，大筋软短，小筋弛长，软短为拘，弛长为痿。"湿热下注，宗筋弛长，故为阳痿；《类证治裁·阳痿》曰："亦有湿热下注，宗筋弛纵而致阳痿者。"

二、辨证施治

对勃起功能障碍的诊治，中医首先要区分虚实，然后需分辨阴阳。因虚所致，有阳虚、阴虚、气血不足；因实所致，有肝郁、湿热痰瘀；亦有虚实夹杂，如肾虚血瘀等。不可一概而论，当知常达变。

1. 肝气郁结

症状：阴茎勃起功能障碍，伴精神抑郁，胸胁胀满急躁易怒，善太息，舌红，苔薄黄，脉弦。

治法：疏肝解郁，通络振痿。

方药：四逆散加味。白芍 15g，柴胡、枳壳各 12g，甘草 10g，蜈蚣 3 条。若肝郁化热而见口苦目赤、小便黄赤等，加丹皮、栀子以清肝热；若木郁土壅，食少纳呆，可加谷芽、麦芽各 20g；

若肝气郁结，血行不畅，加鸡血藤30g，当归15g。

2. 湿热痰瘀

症状：阴茎勃起功能障碍，伴形体丰腴，肢体倦怠，心烦口苦，胸闷不舒，头晕头重，心慌心悸，大便黏滞，小便黄赤，苔黄腻，舌质暗，脉弦涩。

治法：清热除湿，祛痰化瘀。

方药：导痰通络汤加减。茯苓、川牛膝、半夏各15g，苡仁30g，苍术、制南星各10g，蜈蚣2条，当归12g，陈皮、栀子各12g。

3. 恐伤心肾

症状：阴茎勃起功能障碍，伴怵惕不宁，心悸易惊，胆怯多疑，失眠多梦，苔薄白，舌淡红，脉沉弱。

治法：宁神补肾，升清振痿。

方药：安神定志丸加减。茯苓18g，龙骨、牡蛎各24g，熟地、党参各20g，远志12g，石菖蒲10g，当归15g，琥珀6g，升麻9g，蜈蚣1条。

4. 心脾亏虚

症状：阴茎勃起功能障碍，伴心悸怔忡，易惊多梦，气短自汗，面色萎黄，神疲乏力，食欲不振，腹胀便秘，舌淡苔薄白，脉细弱。

治法：补益心脾。

方药：归脾汤加减。黄芪、枣仁、菟丝子、鸡血藤各20g，党参、茯苓、淫羊藿、巴戟各15g，白术、当归各12g，阿胶（烊）10g。

5. 肝肾阴虚

症状：阴茎勃起功能障碍，伴精神疲乏，腰部酸痛，两腿乏力，头晕目眩，五心烦热，失眠健忘，遗精，苔薄白，舌质红，脉细数。

治法：滋补肝肾，强筋振痿。

方药：左归丸合龟鹿二仙汤加减。熟地、肉苁蓉、枸杞子、女贞子、菟丝子各20g，枣皮、山药、龟胶、鹿胶、巴戟各15g，陈皮9g。

6. 肝肾阳虚

症状：阴茎勃起功能障碍，伴面色苍白，头晕耳鸣，腰部酸痛，下身畏冷，精神不振，易恐善惊，全身乏力，夜间尿多，舌淡苔薄白，脉弱或沉迟。

治法：温补肝肾。

方药：右归丸合五子衍宗丸加减。附片、肉桂各10g，巴戟15g，黄芪、阳起石各30g，熟地、肉桂、淫羊藿、鹿胶、菟丝子各20g。

三、体会

对ED的诊断，临床应分清其为器质性或精神性因素所致；应排除非病态的阴茎勃起功能障碍；要警惕ED可能是糖尿病的信号、心脏病的先兆；注意其与动脉硬化，微循环障碍有关。在治疗上应从片面强调补肾阳的误区中走出来，也应重视补阴；应重视从肝论治；重视对泌尿生殖系统疾病的治疗；重视活血化瘀药物的应用；恬愉的精神生活有助于夫妻性生活的和谐；应多方配合治疗，能够相得益彰。

慢性前列腺炎的中医治疗

慢性前列腺炎就是前列腺的慢性炎症，是成年男性泌尿生殖系的常见疾病，世界范围内有 9% ～ 14% 的男性受其困扰，该病属中医的精浊、淋浊、腰痛、劳淋等范畴。

前列腺为男性性腺，其分泌的前列腺液为精液的组成部分，司泌别清浊，宜畅利疏通。故我以为，前列腺似属中医的奇恒之府范畴。肾藏精，主生殖，为作强之官；肝主疏泄；故前列腺又属肝肾所主。从慢性前列腺炎的临床表现看，前列腺与肝肾关系亦甚密切。《灵枢·经脉》曰：肝足厥阴之脉，循股阴，入毛中，过阴器，抵小腹。而慢性前列腺炎的疼痛多在肝经循行部位。《素问·水热穴论》曰：肾者水脏，主津液。前列腺位于阴茎根部深处的膀胱颈部，包绕在后尿道周围。慢性前列腺炎的尿路症状，当缘于前列腺的慢性炎症致肾的气化失调。而且，当肾的精气损伤更甚，还会出现生殖系统症状。

慢性前列腺炎患者或因不良生活习惯，如吸烟，酗酒、嗜食辛辣炙煿，损伤脾胃，滋生湿热；或因生活节奏快，工作压力大，肝气不疏，七情过极，如大怒、思虑、忧愁等情志不遂，肝气郁结，木横侮土，脾气耗伤，水湿困滞，滋生湿热；或欲念不遂，手淫、房劳过度，忍精不泄，不洁性交；以及过度劳累，长期长途骑自行车等，导致肾气损伤，气化失调，酿湿生热。当湿热蕴结下焦前列腺，致慢性前列腺炎症发作。可见，湿热蕴结为慢性前列腺炎的始动之因。既病之后，湿热滞气，气滞血瘀；血瘀耗气，且湿热久羁，壮火食气，终致精气亏虚。慢性前列腺炎以热毒内蕴、瘀血内阻、正气亏虚，为三大主要病理变化，而以湿热毒为病之因，血瘀、肝肾亏损为病之变。本虚标实，实乃湿、热、毒、瘀，虚乃肝肾精气亏损。故临床表现湿、热、毒、瘀、虚并存。而热毒内蕴相当于病原体及炎症，血瘀内阻相当于组织增生及纤维化，正气亏虚可视为免疫功能低下。

临床慢性前列腺炎以男性中青年居多，常呈慢性经过，多反复发作。临床常表现为四大症状群：①尿路症状：尿频，尿急，尿痛，排尿困难，尿有余沥，尿道口有滴白现象；②疼痛：会阴、肛门、后尿道坠胀不适或疼痛，甚或痛引睾丸、阴茎、腹股沟或腰酸、腰痛；③生殖系统症状：遗精，早泄，性功能减退，不育；④精神抑郁症状：失眠，神精疲乏，头晕。余者，直肠检查，前列腺肿大有压痛，亦可缩小；前列腺液检查，每高倍镜视野白细胞 10 个以上或成堆，卵磷脂小体显著减少或消失；舌质紫或瘀点，苔白或黄，脉沉涩。

慢性前列腺炎的中医治疗，应辨病与分期论治相结合，整体与局部相结合，方能提高疗效。临床诊治时，亦需审证求因，辨清湿、热、毒、瘀、虚的主次，内外结合，防治并举，综合治疗。由于本虚标实、虚实夹杂，正虚邪恋，阴阳难调，单纯补虚则标实症状难解，单纯清热利湿，恐正气受伐，本虚加重，易于反复。因此，当标本兼顾，常用扶正祛邪、消补兼施法。消中有补，不会克伐正气；补中有消，毋虑留滞邪气。

根据慢性前列腺炎的病因病机，中医临床多用苦寒解毒、活血化瘀、益气扶正的药物组方。实验研究证明，解毒药有较强的抗病原体、抗炎作用；活血化瘀药能改善前列腺血液循环、消除血栓及纤维组织增生，达到软化变硬腺体的功效，并有利于炎症的消退，同时改善后尿道等邻近器官的纤维组织；益气药能明显提高免疫功能，即使慢性前列腺炎患者有明显的热毒内蕴病变的存在，仍可大量使用黄芪等甘温益气之品，未见不良反应，且对改善患者气虚或阳虚症状有较好作用，或以紫河车胶囊口服以提高免疫力。

慢性前列腺炎的中医治疗在辨证施治原则指导下可分专方治疗、分期治疗和分型治疗三种诊疗模式，供临床参考应用。

一、专方治疗

1. 疏肝活血法

处方：逍遥散加味。

醋柴胡、白芍、茯苓、穿山甲、制大黄、怀牛膝、玄胡各15g，当归、红藤各20g，白术15g，丹参、蒲公英各30g，红花、香附各10g，炙甘草6g。共为细末，每次15g，每日3次，口服。1个月为1个疗程。

细菌性慢性前列腺炎，加重蒲公英、红藤的用量；非细菌性前列腺炎，加重活血化瘀药的用量；肝肾阴虚，加服六味地黄丸；肾阳虚，加淫羊藿、巴戟。

慢性前列腺炎的基本治则为疏肝活血，兼以清热解毒。方中柴胡疏肝解郁；当归、白芍养血柔肝；茯苓、白术、甘草健脾利湿；丹参、红花、穿山甲、大黄活血化瘀；怀牛膝补肝肾，化瘀血，引药下行；香附、玄胡理气导滞；蒲公英、红藤清热解毒；甘草调和诸药。研究证明：柴胡能够抗炎、镇痛；大黄能够抗感染、抗炎、改善微循环；丹参，当归、赤芍、红花、穿山甲等，抑制血小板合成，抑制释放前列腺素等炎性介质，促进纤维蛋白溶解，抑制血栓形成，减轻组织纤维化，降低全血黏度、纤维蛋白原黏度而改善循环，减轻充血，增加前列腺组织的血液供应和血药浓度，促进前列腺液的正常分泌，有利于前列腺的康复。

2. 解毒化瘀汤

处方：解毒化瘀汤。

败酱草、蒲公英、土茯苓、赤芍、丹参各30g，生大黄、红花各10g，玄胡、川楝子、川芎各15g。

伴腰痛、性功能减退者，加杜仲、淫羊藿各15g；伴尿频明显、夜尿增多者，加巴戟20g，益智仁15g；伴心烦急燥、失眠多梦者，合甘麦大枣汤、百合知母汤；伴有前列腺增生或有结节者，加三棱、莪术各15g，穿山甲10g。

本方一二煎共取汁600mL，每次200mL，每日3次温服。三煎加水3000mL，煎取汁2500mL，坐浴；药液温度45℃～48℃，每日1次，每次30分钟。1个月为1个疗程。使用1～3个疗程。

二、分期治疗

本病病理变化可分为三个发展阶段，并按不同阶段的分期辨证施治。

1. 按病程分期　按病程分期，治疗多用前列舒汤加减。本方功用清热解毒，祛瘀泄浊，滋肾通关。组成：苡仁、败酱草各30g，天花粉、石菖蒲、浙贝母、川楝子、赤芍、桃仁、牛膝、乌药各10g，王不留行15g，甘草梢6g。

（1）初期：湿毒下注（炎症感染）。此期病程较短。多因平素嗜饮烈酒或嗜辛辣厚味，加之房室不洁，感染湿毒，蕴湿生热，湿毒下注精室而发，为湿毒蕴结型。

临床表现：尿频，尿急，尿痛，排尿困难，尿有余沥，会阴、肛门、后尿道坠胀不适或疼痛，尿道口有滴白现象，伴口苦舌红，苔黄腻，脉弦滑数。

前列腺检查：前列腺肿胀，压痛，多有灼热感。前列腺液检查：镜检白细胞成堆或满视野，卵磷脂小体减少不明显；细菌培养阳性率高。

治以清热解毒，化湿祛浊为法。前列舒汤加黄柏10g，土茯苓30g。

（2）中期：湿毒郁阻（炎症进展期）。湿热蕴结不去，湿毒交织，精室郁阻，瘀浊阻滞，前列腺液排泄受阻，炎性分泌物稽留而致病程缠绵，为瘀浊阻滞型。

临床表现：会阴部、后尿道刺痛明显，痛引睾丸、阴茎、腹股沟或腰部，小便淋沥不尽，尿道滴白现象偶见或消失，舌质暗或有瘀斑，脉弦涩。

前列腺检查：前列腺质地偏硬，大小正常或偏小或有结节，压痛。前列腺液检查：镜检有白细胞，亦见红细胞，卵磷脂小体明显减少。

治以理气化瘀，通关导滞为主。前列舒汤加水蛭6g，琥珀（冲）5g。

(3) 中后期：肾虚瘀滞（炎症稽留期）。随着病情发展，湿热稽留日久，久痛入络，瘀浊互结日重，肾气渐虚，前列腺腺管、腺泡及间质阻塞，前列腺液滞留，炎性改变，出现硬结和纤维化，病情更顽固难愈，为肾虚血瘀型。

临床表现：腰酸，腰痛，失眠，遗精，早泄，性功能减退，伴小便余沥不尽，尿末滴白为突出症状，舌体胖或暗，脉沉涩无力。

前列腺检查：前列腺有结节，中央沟变浅，无压痛。前列腺液检查：镜检卵磷脂明显减少。

治以通补兼施。前列舒汤加枸杞15g，淫羊藿10g，泽兰15g，有尿道滴白者，加萆薢30g，冬瓜仁18g。

2. 按病因分期

(1) 初期：湿热蕴结。治以当归贝母苦参丸加味。

(2) 初中期：寒热夹杂。治以当归贝母苦参丸合薏苡附子败酱散加减。

(3) 后期：瘀浊互结。治以当归贝母苦参丸合桂枝茯苓丸加减。

三、分型治疗

1. 湿热下注型　此型病程较短。

临床表现：尿频、尿急、尿道灼热感，小腹及会阴部坠胀疼痛或疼痛连及睾丸，小便黄赤，大便干结，大便后尿道滴白，舌红苔黄腻，脉滑数。

前列腺指诊：腺体饱满，按摩时大量黏稠前列腺液流出，按后腺体松弛。前列腺液检查：白细胞（+ ～ +++），或有脓细胞。

治则：清热解毒，利湿泄浊。

处方：仙方活命饮加减。金银花、穿山甲、陈皮、防风、当归、皂角刺、川贝、白芷、赤芍、花粉等。

2. 气滞血瘀型　此型大多病程长。

临床表现：以疼痛为主，痛引小腹、睾丸、腰骶部、肛门、腹股沟及耻骨上区，小便淋沥涩痛，终末滴白，睾丸发凉，舌质偏暗，或有瘀斑，脉弦涩。

前列腺指诊：腺体饱满，质地偏中，有轻压痛，可扪及结节，按摩时少量黏稠前列腺液流出。前列腺液检查：白细胞（+ ～ +++），卵磷脂小体减少。

治则：活血化瘀，理气通络止痛。

处方：少腹逐瘀汤合乌药散加减。乌药、小茴香、木香、青皮、槟榔、干姜、当归、生地、川芎、五灵脂、官桂、蒲黄、没药等。

3. 肺脾气虚型　此型大多见于素体虚弱者。

临床表现：素体气虚，病程绵长。尿末滴白，尿意不尽，尿后余沥，劳累或外感后加重，会阴隐痛，小腹坠胀，小便清长或频数，面色少华，头晕自汗，神疲乏力，形寒怕冷，舌胖质淡，脉细弱。

前列腺指诊：腺体饱满，按摩时大量清稀前列腺液流出，按后腺体松弛。前列腺液检查：白细胞基本正常，卵磷脂小体减少。

治则：补中益气，升清降浊。

处方：补中益气汤加减。黄芪、人参、当归、白术、甘草、柴胡、升麻、陈皮等。

4. 阴虚火旺型　多见于素体阴虚者。

临床表现：尿频，尿急，尿短而赤，尿道灼热急痛，梦中遗泄频频，阳事易举而不耐持久，或精液液化迟缓，常伴头晕耳鸣，两目干涩，健忘寐差，腰酸膝软，口干咽燥，舌红尖赤，苔少，脉弦细。

前列腺指诊：按摩前列腺手感松弛或小，按后很少有前列腺液流出。前列腺液检查：白细胞基本正常，卵磷脂小体减少。

治则：滋养肝肾，潜阳坚阴，清泄相火。

处方：知柏地黄丸加减。知母、黄柏、生地、山药、吴茱萸、茯苓、泽泻，丹皮等。

5. 气虚湿热型　此型大多病程较长。

临床表现：病程绵长，反复发作。尿频，尿急，尿道灼热感，小腹及会阴部隐痛或疼痛连及睾丸，尿末滴白，尿急不尽，尿后余沥，劳累或外感后加重，头晕自汗，神疲乏力，舌胖质淡，苔白腻，脉细滑。

前列腺指诊：腺体饱满，按摩时大量清稀前列腺液流出，按后腺体松弛。前列腺液检查：白细胞（+ ～ +++），卵磷脂小体减少，细菌培养阴性。

治则：清热利湿，托毒排脓。

处方：四妙散或八正散，合透脓散加减。苍术、黄柏、川牛膝、生苡仁、川芎、皂角刺、连翘、党参、炮山甲、当归尾、黄芪、金银花、茯苓等。

四、临证体会

1. 重视西医检查的必要性　临床上可见相当一部分慢性前列腺炎患者，尚无明显的尿频尿痛等典型症状，而往往以性功能障碍或不育或神经衰弱等就诊。这种情况，单凭中医四诊较难发现前列腺的炎症病变。如果进行前列腺液的检查，却发现脓球较多。比如以阳痿就诊的慢性前列腺炎患者，盲目地按肾阳虚而投以温补肾阳药，不但阳痿难愈，反因温燥药而加重前列腺炎症病变。由于慢性前列腺炎症患者常无急性炎症病史，又缺乏典型的症状体征，加之许多非男性病专科医生对慢性前列腺炎认识不足，临床会出现误诊、漏诊，延误病情。因此，应当重视西医检查诊断的方法，尽早发现，及时治疗，避免误诊、漏诊。

2. 不应盲目使用清热药“消炎”　西医诊断疾病是炎症，未必就是中医的热证，用清热药未必能取得治疗效果。中医治疗炎症不是单纯的以清热药“消炎”，而是在辨证的基础上，根据虚、实、寒、热采取多种的治疗方法，清热解毒只是常用方法之一。如疼痛是炎症的突出症状，活血化瘀使血脉流畅、经络疏通，从而达到疮疡肿消痛止；补虚扶正、温通经络之扶正温阳法，使人体气血充足，阴寒凝结之邪得以消散，亦可消除体内外多种炎症。可见，临床治疗炎症，仅重视清热方药，而忽视活血化瘀、温阳散寒药，不仅无益于治病，反而会降低治疗效果。因此，认识炎症与治疗炎症，都要辨证对待，不盲从炎症而大量应用清热药。

慢性细菌性前列腺炎在各类前列腺炎患者中只占少数，而更多见的是非细菌性前列腺炎和前列腺痛。慢性细菌性前列腺炎通常有复发性尿路感染病史，没有尿路感染病史的患者则很少有慢性细菌性前列腺炎的可能，而多为非细菌性前列腺炎或前列腺痛。两者的鉴别，可从尿道、膀胱和前列腺取标本分别进行定位细菌培养。如前列腺液细菌计数远远超过尿道和膀胱尿样，即可确诊为细菌性前列腺炎；对此类患者合理使用清热解毒中药是必要的。而非细菌性前列腺炎和前列腺痛，常见病因是前列腺内尿液返流引起的化学性前列腺炎和盆底肌肉（提肛肌、梨状肌）痉挛所致的盆腔疼痛综合征；对此类病人用清热解毒药治疗则不适宜，而当根据中医辨证选方用药。

3. 注重保护胃气　慢性前列腺炎的治疗中，对患者胃气的保护尤为重要。脾胃为后天之本，如胃气衰败，药物难以吸收，则治疗更为棘手。如患者胃纳不佳，消化不良，可加用谷芽、麦芽、白术以助脾运化；如患者脾胃湿重，可加用白蔻、藿香等燥湿芳香醒脾。同时，清热解毒药大多苦寒，不宜过量，当酌情佐以陈皮、砂仁等温中健胃之品。

4. 其他　强调综合治疗，如心理治疗、推拿、按摩等，以及必要时夫妇同时做相关的检查治疗。

宜忌：勿须禁欲，忌烟、酒、辛辣及海鲜食物；勿久坐、久骑自行车。

调护：劳逸结合，寒温适应。

发展研讨

中医要回归才能前行

当前，中医有异化、西化的不归之嫌。中医必须要回到遵循中医自身发展的规律，重蹈中医千年生存的轨迹，回归临床，用疗效说话。

中医必须着力削减被强加的有悖自身发展的不属于自身体系的内容和形式，方能真正回归而前行。

中医药这棵古老的参天大树，只有根植在临床的沃土中，才会赢得阳光雨露的滋润而生生不息。如果把她移栽在阳台的花盆里，或办公桌的盆景中，她只有窒息凋亡！因此，中医药的继承创新必须以中医临床为基石。中医要在中医临床中继承，要在中医临床中创新。脱离了临床，就疏远了继承，就远离了创新。继承的目的是为了创新，没有创新的继承，不过是中医的“木乃伊”；创新又离不开继承，无继承的创新，则是缘木求鱼。针对忽视继承，奢谈创新的现象，我们要埋头继承，抬头创新！

创新是什么？创新是中医临床疗效的提高，是中医学术思想的提升，是中医防治现代疾病的能力和水平的跃升。那种以为要对中医进行改造制作的做法，不是创新，而是对中医的扼杀！

怎样创新？从中医发展史看，中医的创新是以证治的研究为途径的。张仲景是在“勤求古训，博采众方”的医疗实践中，掌握了伤寒病的六经证治和杂病的脉证并治规律后，才写出了不朽的《伤寒杂病论》；叶天士在《临证指南医案》的诊治中，探索了温病卫气营血的证治规律；吴鞠通靠临床“生平之心得”阐明了温病的三焦证治体系，从而对温病学的发展做出了划时代意义的贡献。当今，我们似应在长期坚持的中医临床实践中，以证治研究为创新的突破口，促进中医的发展，为人类的健康做出更大的贡献。

我认为，“中医药现代化”和“现代化的中医药”是不同的，前者有待商榷，后者才应是中医药的奋斗目标。

中医前行是否就是中医药现代化？传统和现代的概念差异，高科技研究中医药难识庐山真面目，世界卫生组织有关机构的忠告及中医现代化中产生的崇末忽本的负面影响等，都警示我们对中医药现代化的提法有必要进行冷静的理性反思。

对比之下，现代化的中医药则是把中医的继承和创新有机地熔为一体。现代化的中医药，明确了中医药的主体不动摇。但是，现代化的中医药必须以其诊治功能与现代社会的需求相适应，以别于原创状态的传统中医药。明白地说，所谓现代化的中医药，是指发展的中医药能适应现代化社会疾病谱的变化，能有效防治现代社会生活中人们的身心疾病，包括对当今如艾滋病、非典、禽流感等重大疾病也有一定的疗效。当然，现代化的中医药需要中医界人士怀有卓然自立的士气，在勤奋读书、坚持临床、融汇新知的过程中去努力奋斗！

现代化中医药之我见

当今世界高科技主宰经济、文化，并越来越广泛地走进社会生活。工业化、城市化和农村水土流失，导致环境污染和生态失衡严重。竞争和快节奏工作生活加重了人们的心理负担。伴随着医学科学的进步和人们物质文化生活水平的提高，当代疾病谱发生了明显变化，医学亦经历着由生物医学模式向生物－心理－社会医学模式的转变。人们对医疗的失人性化和医源性疾病日益恐惧，对化学药物毒副作用十分忧虑。因此，传统的中医学面临巨大的挑战和难得的机遇，而出路就在于现代化。

不少学者响亮地提出了中医药现代化的战略目标，并为此做了不少有益的研究。针对中医药现代化的现状，我在这里提出一点个人浅见。

现代化理论重视现代性和传统性两个概念的研究。现代性是对传统性的补充而不是取代，而且可以强化传统性。因此，中医药在当代科学技术进步的条件下发展自己，应当重视坚持发扬而不是妄自菲薄，应当发扬其传统特色和优势。

应用当代高科技技术和方法研究博大精深的中医学，由于其局限性和不适应性，有时亦会遭遇尴尬。如中医的“证”，是对疾病发展阶段中的病因、病位、邪正斗争的强弱、阴阳偏盛偏衰等病理情况的概括，它的深刻的内涵和特定本质是实验研究中不可能完整准确模拟的，因而“证”的实验模拟研究的结果是有局限性的。中医治病强调“扶正祛邪”“三因治宜”，中药功效不是或不完全是针对作为“邪气”的致病因素的。因此，中医辨证配合中药复方所形成的内涵和优势，比如复方中各味中药的协同作用，以及复方组方的妙义，不是靠实验研究每味中药的化学成分及其效用的叠加所能阐明的。

中医药在经济全球化的大潮中走向国际化，关键在于真正认清和把握自我。与其说有些国家对中医药有偏见，不如说我们自己对中医药认识有误区。有人以西医模式评价中医，我们也用西医来要求自己。我们作为中医从业者，知道中医辨证施治有严格的标准，处方用药对剂量十分考究，现在却被人认为随意性大。几千年来，中医在辨证论治原则指导下有效地指导临床实践，充分证明中医疗效的稳定性、重复性。那种以西医临床治疗一方一病的疗效统计分析的做法，本身就违背了中医辨证论治精神。当年蒲辅周治疗乙脑，以 8 种不同的治法和 66 首方剂挽救了不少患者的生命，这难道说明中医对乙脑治疗的重复性差吗？有人以“无症可辨”的病例把中医辨证论治置于困境，而古医籍中“治未病”的生动论述则是对“无症”的隐匿性疾病诊治的绝妙回驳。在中医打开国门走向世界的时候，我们要以切实可靠的疗效获得认同，以客观真实的交流获得沟通，以积极生动的宣传促进推广。从而打破禁区，使中医药在国际医疗卫生事业中实现广泛的参与和合作。

1997 年 8 月，WHO 传统医学协作中心曾会同 FDA 等部门，就传统医学研究和评价的方法论问题进行过讨论，认为脱离传统医学的实践标准和无视传统医学的理论文献，可能会在研究中犯各种错误。这些话值得我们认真思考。笔者由此想到，我们目前关于中医药的现代化研究的某些动向，似有使中医药丧失自我之嫌。为此，本文提出“现代化中医药”的概念，与同道商榷。

我认为，现代化中医药的最大特征是在当代社会进步的条件下，以其防病治病的医疗功能的增强，并在一个大的层面上满足当代人对于疾病防治和康复保健的社会需求。现代化中医药具体反映在中医药学术水平的提高、中医理论的突破、临床诊疗功能的增强、一批名中医的涌现等方面，从而卓有成效地为人类的医疗保健事业做出贡献。为此，现代化中医药当然有必要引进有利于促进中医基础理论的进步，和提高临床诊疗水平的现代高科技技术，以及先进的科研方法。通过实验研究，不仅要论证中医理论的正确性，更重要的是要从传统理论所包含的科学内涵中推导出新观点、新学说、新理论，并用以指导临床实践。要全方位、多层面、多角度地继承、发扬中医学，并在新的时代条件下有所创新。

临床工作中，要与西医进行比较分析，知己知彼，扬长避短，针对现在疾病谱变化的情况，选择西医诊治困难、中医具有优势，或者中西医疗效相当但中医诊治更有前途的疑难病种。在中医基础理论指导下，借鉴现代高科技检查设备，充实和丰富“四诊”内容，积极采用中医的综合治疗措施，努力提高中医治疗效果。在临床实践中，升华感性认识，锤炼学术思想，提高学术水平，逐步实现理论上的突破。现代化中医药，一定要在中医药理论体系的指导下，根据国内外防治疾病和康复保健的医疗卫生市场的需要，充分利用当代最新的科学技术手段，研制三效（高效、速效、长效）、三小（剂量小、毒性小、副作用小）、三便（贮存、携带、使用方便）的新中药，使中药更符合当代生活节奏快、生活质量高、卫生标准高的需求。通过“中药指纹图谱质量控制”等新技术的应用，在中药、中成药的质控方面有所突破。

我们应当承认，在中国医学发展的历史长河中，如以《伤寒杂病论》《温热论》和《温病条辨》的问世，以及以张仲景和叶天士、吴鞠通等为代表的中医学家的涌现，即形成了他们所处时代的现代化中医药。那么，在21世纪的当今，我们怎样才能实现现代化中医药呢？现代化的人是现代化的真正主体，是创造现代化的能动力量。因此，现代化中医药的实现，关键在于我们中医药人员的观念、素质、能力、活动、交往等方面表现出来的深刻变化。这里，笔者强调勤奋读书、坚持临床、融汇新知、自立自强几点。

勤奋读书，是架设通往现代化中医药的桥梁。我们应从浮躁的社会风气中真正静下心来，认真地全面地学习中医的经典著作，以及中医发展史上有影响的各个学派的代表著作。要深入领会，有所启迪，悟出新知，提炼出新的学术观点，促进中医学的发展。如有人博览中医书籍，以“中医药合和思想的研究”为题，首次提出了“中医药合和思想”的新概念，被认为“合和思想”将对中医药的科研及临床产生积极的影响。但遗憾的是，我们中医队伍中读书的空气太少了，大量的从业者对中医一知半解，以至在临床中束手无策，只好离经叛道，混迹于中西医结合的队伍之中。这种情况，应当引起我们的关注。

坚持临床，是通往现代化中医药的康庄大道。临床实践对于中医药学的生存、发展具有十分重要的意义。要懂得临床医师的知名度等于“疗效 × 时间”，既要努力提高自己的诊疗效果，还必须长期坚持临床，扎实工作，只有持之以恒的临床生涯，才是名中医成长的沃土。现在不少中医人员，临床上坐不住，成天东奔西跑，疏远了病人，陷于门庭冷落的境地。对于掌握了一些西医知识的中医师，在临床中要努力克服懒于辨证施治的惰性，认真恪守“能中不西，先中后西，中西结合”的诊疗原则，努力提高中医诊疗率和参与率。

此外，在医疗卫生市场竞争十分激烈的今天，中医药人员要有强烈的市场意识，要努力占领、巩固和拓展医疗市场。过去认为中医药只要有疗效就有市场，这是不够的。中医药人员要有市场经济条件下的营销意识，要善于推销自己，推销中医药。只有疗效加市场，中医药才会有生机与活力，现代化中医药才能拥有一片热土。中医师们在临床中应当念好“召得来（病人），医得好（病人），唤得回（病人）”的新的行医三字经。

融汇新知，是实现现代化中医药的催化剂。中医学有自身的不足，需要吸取当代多学科的新知识、新技术、新方法以充实和发展自己。我们的态度是，引进高科技的目的是为我所用，那种以取代、牺牲中医特色为代价的引进高科技的做法，是断然不可取的。

自立自强，是实现现代化中医药的强大思想动力。面对西医的挑战，中医要卓然自立，坚持“本立而道生”的观念。我们认为，在当代坚持按中医药自身发展的规律，实现现代化中医药，我们面临着中医药发展史上最好的条件和机遇。我们完全有理由坚信，在经历了历史的惊涛骇浪之后依然屹立在世界东方的中医药学，在高科技日益发达的今天，经过我们广大中医工作者的艰苦努力，必将以现代化的崭新面貌立于世界之林。让我们张开双臂，去拥抱这一天的到来吧！

拓展市场是振兴中医根本途径

在我国社会主义市场经济体制逐步建立与完善的新的历史时期，怎样才能振兴中医呢？有人强调关键在于提高中医的疗效。我认为疗效的提高需要医疗市场的检验，因此，努力提高中医对医疗市场的占有率，才是振兴中医的根本途径。

回顾中医学几千年历史，我们清楚地认识到，医疗市场对中医的生存和发展产生了巨大的推动作用。在西洋医学传入我国前，我国人民主要是靠中医药与疾病做斗争。自明万历年间，西方医学虽渐传入我国，但只不过属于欧洲古时的医学知识而已，与中医学相比较，仍极逊色。在西医真正传入我国前的漫长的历史时期，在医疗市场上不存在西医和中医之争，广大人民群众只有依靠中医进行医疗保健，别无选择。中医以其突出的疗效独占医疗市场，为人民防病治病。虽然历代朝廷没有，也不可能对中医制定优惠政策，加以保护和发展，但是中医学这棵参天大树沐浴着祖国人民的厚爱，根又深深地植于广阔的医疗市场的沃土中，从而她把繁茂的枝叶伸向祖国的每一个角落，为人民的繁衍昌盛做出了巨大的历史性贡献。

随着西方医学遍及国内，并正式列入教育系统，国人学西医者亦日益普遍。于是，西医、中医俨然鸿沟对峙。从此，中医与西医为争夺医疗市场展开了一场马拉松似的拉锯战，中医的生存面临着严峻的挑战。解放后，党和政府制定了一系列旨在继承与发扬中医的政策，在计划经济的温床里，中医获得了生机与活力，有了较大的发展。可是，在建立市场经济的进程中，中医、西医在医疗市场的竞争日趋激烈。一些中医院因两个效益差等原因，陷入了迷惘和困惑。失去了医疗市场的依托，皮之不存，毛将焉附，振兴中医之路也就步履维艰了。中医要真正摆脱困境，大步走出低谷，当务之急是要解放思想，实事求是，把握市场，扬长补短，资源优化，以适应医疗市场需求，拓展中医医疗市场。

当前，中、西医在医疗市场的竞争虽然十分激烈，但是我们应该看到，客观上中医在医疗市场上仍有着广阔的前景。在当代社会里，人们倍受环境污染和生态平衡失调困扰的同时，又面临着化学药品毒副作用的不断出现，医源性、药源性疾病日益增加，加上老龄化社会的悄然来临，疾病谱的逐渐变化，医学模式随之明显转变以及政府医疗费用负担过重等一系列问题，包括欧美发达国家在内的各国政府和人民逐渐地把希望寄托在传统医药发展上。中医药导致医源性、药源性疾病相对较少；对老年性疾病的防治效果满意；世界医学模式正在经历由单纯生物医学模式，向生物－社会－心理整体医学模式转换，这与中医学强调整体观念；辨证论治的本质特征，以及历来重视社会环境、心理因素的传统相一致；中医疗效可靠、简便易行的治疗方法，低廉的收费，又能满足各级政府和人民降低过快增长的医药费的愿望。可见中医的许多优势已是当代医疗市场所需求的，中医在国内外的医疗市场前景令人鼓舞。但是，如何充分发挥和应用中医的这些优势去拓展医疗市场，在现实的环境中迫切需要我们认真进行战略思考和积极探索。

我们知道，任何一门学科，都必须站在时代的高度和科学的前沿审视自己，并应用当代先进的科学技术的渗透、交叉、影响，以充实和发展自己，这样学科才能发展。中医也不例外。本来，中医在诊治中十分重视整体性和统一性，中医学术产生、形成和发展注入了当时时代的天文、地理、数学等学科知识，将天、地、人融为一体诊治疾病，有很大的兼容性。可是，在封建社会闭关自守的政治氛围里，中医学术思想逐步僵化、窒息，严重阻碍了中医学术的发展，并越来越与时代的要求不相适应。到了科学技术迅速发展的今天，时代强烈地呼唤着中医的现代化。只有这样，中医才能发展，也才能适应现代社会的需要。为此，我们必须深刻理解继承与创新，传统知识与现代科技，学科分化与综合等辩证关系，坚决摒弃中医学术界存在的封闭性和排它性。从而，能动地藉助包括西医在内的现代科学技术，积极探索现代条件下中医发展的途径、方法和规律，逐步实现中医现代化。

中医院是振兴中医的主力军。面对医疗市场多角度、多层次、全方位的选择性需求，传统意义上的大内科模式的中医医院已越来越不适应。因此，中医院必须审时度势，做战略性的结构调整与卫生资源的优化组合。要遵循突出中医特色、增强整体功能、提高综合服务水平的方向，逐步实现现代化综合性中医医院。

突出中医特色，应是一个相对概念。在科学技术蓬勃发展的今天，它已决不是传统意义上的纯中医模式。突出中医特色和优势的传统模式，是在单独的中医医疗过程中实现的。比如，独立运用中医理论和医疗方式指导诊疗实践，在一个领域或一个系统，或一个脏器，或一种疾病，或一个疾病的某个阶段，取得满意疗效。但是，在多学科相互交叉渗透，中、西医并存并举的当代，突出中医特色的传统模式已受到了严峻挑战。应运而生的突出中医特色的现代模式，是在中、西医诊疗实践中作为互补以发挥中医优势。如西医对心梗急性期的抢救能出奇制胜，中医对心梗恢复期治疗效高一筹。在心梗治疗上中、西医作用互补，对突出中医特色无疑产生了积极作用。应该说，这是当今临床上突出中医特色很重要的一个途径，应当引起我们高度重视和积极采用。令人不解和十分遗憾的是，不少人忽视了突出中医特色的现代模式，简单地关闭了中、西医互补以突出中医特色的大门，把中医牢牢地禁锢在传统模式里，客观上造成了中医在医疗市场的自我封闭。因而，反过来又极大地限制了中医特色的发挥，削弱了中医的生机与活力。

我们深知，中医院不突出中医特色也就失去了存在的意义。走西化之路会永远滞后西医医院，因而是没有出路的。中医院要突出中医特色，单靠传统模式是困难的，只运用现代模式也是不可取的。因此，中医院要充分地结合运用突出中医特色的传统模式和现代模式。这就要求中医院增强整体功能，在加强中医专科（病）建设的同时，重视中西医急症抢救科室、外科、产科和医技科、中药制剂室等的建设。只有综合服务水平提高了，才能为突出中医特色提供机遇和保证。

医疗质量是医院的生命，是吸引病患，占领和拓展医疗市场的基本要素。医疗质量不仅是治病效果，实际上是包括医疗方式及其医疗效果、医疗环境和条件、服务态度、收费状况等在内的一个综合概念。为此，中医院必须为病人提供全方位多角度的全程优质服务，任何一个环节的不足与失误，都会影响患者对医疗质量的评估和认同。

中医院在医疗质量管理中，首先要加强医疗方式及其效果质量的管理。在实行三级管理、四级控制的规范化、科学化管理中，要特别重视从临床科室向包括医技、药（制）剂、消毒供应室等在内的全方位的系统性管理转变。其次，要提高服务质量。医院的服务质量，包括医疗条件及环境两个方面，涉及医务人员的主动服务和医院给病人提供的被动服务。要实施整体护理，注重改善医院环境。同时，确保收费合理，做到不多收费乱收费。

中医院在市场竞争中，加强人才培养是一项战略任务。因为市场的竞争根本是人才的竞争。从一定意义上讲，人才牵动着市场，有了人才就占有了市场。对中医人才的培养，不仅是对中医专业方面，还应涉及包括西医在内的现代科学知识。此外，中医名家的培养，离不开崇高的医德修养。实际上，历代中医名家，高尚的医德是高超的诊疗技术不可分割的一部分。华佗以医见业，沛相陈珪举孝廉，太尉黄琬辟，皆不就，才至于晓养性之术，精方药，怀绝技，术工。孙思邈在学习上精勤不倦，才做到博极医源；在临证中，则一心赴救、纤毫勿失，正是由于业务之“精”和高尚医德之“诚”，才成为唐代著名中医学家。我们应在人才培养中注意德的修炼，良好的医德亦能叩开医疗市场的大门。再有，中医院还应积极引进医疗设备。在当今医疗市场，人才的竞争也包含设备的竞争。只有高科技医疗设备的投入与应用，人的潜能才能充分发挥。从这个意义上讲，购置医疗设备，实际上是人才培养内涵的延伸。我国绝大多数人口在农村，农村有广阔的中医医疗市场。可是，我们对农村中医人才的培养相对不足。人才培养的误区导致农村中医医疗市场的萎缩，并从根本上制约了更高层次中医医疗市场的发展。这应当引起我们的注意。从战略高度讲，我们应加强农村实用型中医人才的培养和使用，以巩固和拓展农村中医医疗市场。

中医院科学管理水平的提高，对于医疗市场的占领至关重要。在科学管理中必须突出增强市场意识。医疗市场的动态性，要求医院的管理者应以敏锐的目光洞察医疗市场，要善于捕捉市场信息，把握市场脉搏，研究市场变化，分析市场需求，主动地适应市场需要。把占领、拓展医疗市场作为医院管理的出发点和归宿。

医院需要市场，而病人是医疗市场的核心，医院又是通过医务人员去占领医疗市场的。因此，医院要拓展医疗市场必须抓好“两人”：一是病人，医院要赢得市场，就必须坚持以病人为中心，在全方位诊疗过程中，真正做到想得到病人，留得住病人，唤得回病人。拥有病人的信赖和就诊，就从根本上赢得了市场。为此，我们应从每一个病人做起，多一个病人，多一片市场；丢一个病人，丧失一大片市场。二是医务人员，医院要采取有效措施，充分调动医务人员的积极性，以他们优质的服务，充分满足医疗市场需求。通过广大医务人员把医院参与医疗市场竞争的触角，伸向医疗市场的四面八方，继之以满意的服务形成牢不可破的市场网络。

此外，在医院管理过程中，加强中医药科普知识和医院专科（病）特色的广告宣传，使人民群众进一步了解中医和中医院，提高中医和中医院的知名度，对于培育和拓展中医医疗市场，亦是十分必要的。

鉴于全国中医医院比综合性医院平均晚建15年。巨大的时间差，导致了中医院与西医院医疗卫生资源配置的严重不合理。这种状况造成了中医院与西医院在医疗卫生市场竞争的不平等性。由于中、西医院的反差大，中医院规模小、条件差，在目前日趋激烈的医疗市场竞争中往往处于劣势。因此，中医院要拥有市场还急需政府进行必要的宏观调控。首先，政策上给予倾斜。如经费划拨、人才调配、设施配置等硬件措施上应对中医机构合理倾斜。在制定医疗卫生政策上，要考虑到中医机构的困难。其次，要坚持中、西医并重方针。在医疗制度改革，区域卫生规划，农村和城市初保，农村医疗卫生三级网建设等方面，要对中医机构和中医予以相应的考虑。比如，一些地区在城镇职工医院医疗保障制度和企业大病统筹治疗中，把中医院作为专科医院对待，不受定点限制的倾斜政策，扩大中成药报销的品种等。总之，宏观调控，要为中医良好的发展与提高创造物质条件，达到弘扬与振兴的目的。

一手抓学术，一手抓市场有感

重庆直辖，叩开了我们加入重庆市中医药学会的大门。来到这个温馨的中医大家庭，我们欣喜地感受到学会制定的“一手抓学术，一手抓市场”的工作方针，给学会带来了蓬勃生机，显示了令人鼓舞的美好前景！

“一手抓学术”，学会当然要抓学术。通过多层次、多角度地开展学术活动，以提高广大会员的学术思想水平，进而增强诊治疾病的能力。重庆市中医药学会领导认为，服从和服务于市场，是学术活动的出发点和最终归宿。学术活动必须适应现实的、潜在的和可以培育开发的医疗市场的需求，学术活动才有向心力和凝聚力，因而具有生命力，也才可能动员和组织广大会员积极参加学术活动。为此，重庆市中医药学会和各专委会，围绕医疗市场需要，开展了形式多样的学术活动，取得了很大成功。

"一手抓市场"，这是重庆市中医药学会响亮提出的一个工作方针。这充分反映了学会领导始终置身于社会主义市场经济的大背景，站在医疗市场的前沿，凭藉思想上的灵敏，捕捉医疗市场的信息，把中医药学术引导和融入市场经济发展的历史洪流之中，从而使古老的中医药学在现实的生活中不断焕发出青春和活力。由此可见，"一手抓市场"是学会领导最具战略眼光的重大决策和最具发展意义的实践活动，适应市场需求也就是满足人民群众的需要。而抓市场就必须通过对市场信息资源的深入分析和充分利用，提高中医药的市场占有率。为此学会领导在指导思想上把积极开展中医科普工作作为拓展中医医疗市场的切入点，以创办学会专家门诊部作为介入医疗市场的突破口。这些年来，学会在抓市场方面主要是抓了科普市场、医疗市场。通过中医药科普知识的广泛宣传教育，广大人民群众不但了解了中医药辉煌的过去，更知道中医药在当代医疗、预防、保健和康复中不可替代的独特的重要作用，大大增加了对中医药的认同和感情，从而积极主动地接受中医药的多元化服务，一个巨大的中医医疗市场便揭去了迷茫的面纱而凸现在中医面前！学会领导还克服种种困难，排除种种干扰，勇敢地创办了重庆市中医药学会专家门诊部，成为学会抓医疗市场桥头堡。

"一手抓学术，一手抓市场"，二者是不分割的辩证的统一。

学术依赖市场的沃土来植根成长，市场依靠学术的进步以维系生存繁荣。市场是生命，学术是生机。学术失去市场就显得苍白无华，市场失去学术就会萎缩萧条。二者是相互为用，相互促进，荣则俱荣，殆则同没。而“一手抓学术，一手抓市场”的互动，还体现了江泽民总书记“三个代表”的思想。因此，我们应进一步通过对“三个代表”思想的学习、理解、掌握与实践，努力开创“一手抓学术，一手抓市场”的新局面，使之跃上一个新的台阶，为振兴中医、为中国特色的人民卫生保健事业做出更大的贡献！

中医成人教育管见

在党的十一届三中全会以来路线、方针、政策的指引之下，我国中医成人教育取得了新的进展。但是，也毋须讳言，其发展状况与振兴中医的需求还相距甚远。这种局面如不迅速有效地加以改善，不仅不能更好地推动中医事业的发展，还会窒息中医成人教育事业。所以，值得我们认真地加以研究。

党的十三大政治报告指出，是否有利于发展生产力，应当成为我们考虑一切问题的出发点和检验一切工作的根本标准。因此，探讨我国中医成人教育事业，也不能离开推动卫生生产力这个根本标准。

卫生生产力，是卫生劳动者正确地、充分地运用医学科学知识预防和治疗疾病，保护劳动力，增进人民健康的能力。在卫生生产力中，人的因素是最积极的，最活跃的，具有主导作用的因素。因此，发展卫生生产力，首先要培养足够数量的，具有一定质量的，掌握医学科学基本理论、基本知识和基本技能的医务劳动者。就中医成人教育来说，这就要我们多途径地提高中医药人员的群体素质，造就一批高水平的临床家、学科的带头人和适应社会需求的各类专门人才。

劳动资料是生产力的基本要素。卫生生产力的劳动资料主要是装备的医疗器械。医疗仪器是物化的知识力量，它的装备规模和功能发挥从一个侧面反映了卫生生产力的水平。随着中医院建设的发展，医疗仪器装备正在逐步充实和更新。我们中医成人教育必须加强对医疗器械功能的了解和应用，通过反复的临床实践，使日益增多的医疗仪器的微观检查报告，逐步有机地渗透到中医“证”的内涵中去，在揭示宏观的“证”本质过程中，使中医诊疗标准客观化、规范化。

随着经济、科技的发展和生活水平的提高，现在疾病谱已发生变化，原来的生物医学模式正在向生物－心理－社会医学模式转变。因此，作为卫生劳动对象的人，为了实现 2000 年人人享有保健的目标，他们对医务市场提出了多向性的需求，我们中医成人教育必须与这种新形势相适应。新技术革命的浪潮必将推动卫生生产力和医学科学的勃蓬发展。因此，发展卫生生产力必须依靠科学技术。作为中医，首先应当强化科研意识，开拓科研思维，学习科研方法，掌握科研规律，推广科研成果，以及优化书写论文等。这些都是中医成人教育应当高度重视的。同时，还必须学习西医和现代科学知识，以便能逐步地真正做到使用先进的科学技术和现代化手段，深入开展中医药基础理论研究和临床研究，促进中医科研深入、疗效提高、理论发展、中草药开发和剂型改革等。

在当代，科学的管理在生产力中的地位和作用越来越重要，要发展卫生生产力，必须使管理者的水平切实提高，这也是中医成人教育的新课题。

因此，为了中医成人教育能够促进卫生生产力的不断飞跃，必须在卫生劳动力、劳动资料、劳动对象、科学技术和科学管理诸方面寻找机遇和挑战，开拓前景和提高价值。鉴于目前多数中医院群体素质差，专科人才奇缺，设备落后，科室不全，整体效应差，管理水平低，尚处在维持一种低水平的简单的再生产模式，中医成人教育还必须通过一系列的教育整体改革的反复实践，才能实现其发展卫生生产力的历史使命。

中医成人教育从教学体制上可分为学历教育、专业证书教育和岗位培训三种。相应实行函授、夜大、成人高校、高徒班，以及专科（病）的短训班、专题讲座、学术讨论等。函授、专业证书和岗位培训每次面授时间不宜过长，以 5 ～ 10 天为宜——这样周期短，投入少，见效快，能尽快满足临床需要。

中医成人教育，在专业结构上要打破过去恪守的单一的大内科模式的羁绊。据江西中医学院对该省 3115 名中医师各科人才所占比例进行的调查，大内科与针灸、肛肠、骨科、喉、眼、推拿、皮肤、疮疡、妇、儿等各专科之比是 77∶23。同时，对该省 132 个单位中医专科人才需求的预测分析，在 1990 年内需要专科人才是 1774 人，同内科是 1∶1 的比例。因此，中医成人教育必须首先纠正以前在专业结构上的严重失调的局面，建立包括医疗、护理、医技、中药、管理等，多学科、多系统、多层次的专业教学网络结构，使中医成人教育走向专科化、专业化的纵深发展的道路。如医疗与护理要根据临床治疗、康复和保健进行分科，尤其要注意临床医学边缘学科的开拓和建立，使之与主体学科互相渗透，协调发展。就中药而言，传统的中药专业培养模式亦不可取，应当根据当代临床发展的需要，将中药师按炮制师、制剂师、调剂师、临床中药师进行深层次的专业分工，定向培养。

中医成人教育在教学内容上，应当以基础理论和相关专科（脏腑、病）教材为主。中医基础理论是中医临床、科研工作的基石。因此，无论哪种形式的中医成人教育都必须强调。一个中医师对中医基础知识掌握和理解的深度与广度，对其从事中医临床与科研影响至为深远。

中医成人教育以学历教育为主，我主张选用上海中医学院编写的新基础学科，如《中医脏象学》《中医病因病机学》《中医诊治学》《中医辨证学》《中医防治学总论》《中医学术史》等。该套教材编写更科学化和规范化，从纵横方面论述了中医学术理论的形成和发展的规律，以加深中医基本理论的理解。对专业证书和岗位培训者，则以选学相关专业的基础理论为主，不必面面俱到。在基础理论的学习中，均应酌情学习和掌握西医基础知识和相关专科（病）的诊疗常规，以及日益增多的医疗设备检查的临床意义；并把中医科研方法、论文撰写方法纳入基础课教学范畴。对相关专业的学习，要求集中更多的精力在规范教材的基础上深化学习；同时，加强对本专业（科、病）近年来理论和临床研究的新动态、新技术、新成果、新进展的动态学习与了解，以不断充实和更新专业知识，在专业的历史与现状的交叉中去发展和提高专业诊疗水平。鉴于当代的科学技术，一方面是边缘学科林立，一方面是在综合的整体研究中寻求自我发展，因此，中医成人教育，可根据需要和爱好，以及在这个基础上的自我设计，将系列教材规定为必修课、选修课，选修课又分为指定性选修课和自动选修课，旨在使不同模式的中医人才对相关学科有所了解，以加速人才的成长。

中医是一门实践性很强的学科。因此，中医成人教育必须坚持理论联系实际的原则，强化临床意识和临床教学。即使是基础理论的教学，也要围绕临床实际，把基础理论寓于专业课中去融会贯通。对专科教学，除了规定教材外，可选用有影响的权威性专著作为选修课；如妇科专业，可规定选修已故著名妇科专家卓雨农主编的《中医妇科治疗学》，以深化中医妇科辨证施治的内容。为了理论联系实际，学习中医临床思维方法，提高处理专科疾病的诊疗能力，还必须选读专科医案；如内科急症选读董建华主编的《中医内科急症医案辑要》，儿科选读《何世英儿科医案》，疮疡科选读《赵炳南临床经验集》等，从中汲取名家前辈的丰富的学术营养和临床经验。在教学方法上，应当充分利用中医院这个广阔的教学基地。组织去病房教学查房，参加疑难病会诊，病例讨论，特别是失误病例的研究，观察和分析病情变化，书写病历，制定科研计划，整理名老中医学术经验。管理专业的，深入一个中医院考察，总结管理中的经验与教训，研究中医院管理规律等。同时，把自学、讨论贯穿于整个教学之中。这样中医成人教育就会生动、形象、实际、深刻，给人以启迪，给人以教益；而不是空泛、呆滞、僵化了教学秩序，冲淡了学习热情。

为了使中医成人教育能富有成果地深入持久地开展下去，必须建立和完善中医成人教育自我发展和自我约束的运行机制。为了能蓬勃发展，有必要在教与学建立双轨激励机制。对能理论联系实际、教学质量高的教师，晋职提薪予以优先；对基层兼职教师中的佼佼者，经考核可推荐至中医院校教书。对学习成绩优良，确有所长者，要破格晋升和使用，为其发挥才智提供机遇和条件。如原系集体所有制的，可聘至全民所有制单位使用；系基层医院的，可聘至上级医院工作；有研究能力和创新意识的，可聘请至科研机构工作，并根据其聘期内的工作表现，决定解聘或续聘。设立教学奖，鼓励教学成果显著者。对不胜任中医成人教育的老师，应取消其教师待遇，并根据其实际能力，另行安排工作；对基层不称职的兼职教师，要坚决解聘。对不认真学习的学员，应限期改正，否则由原单位低聘使用。

总之，中医成人教育必须以推动卫生生产力发展、振兴中医为轨迹，这样中医成人教育事业才富有盎然生机；而发展生产力，又可以不断地为中医成人教育倾注强大活力。鉴于中医成人教育是专业上的再教育，因此，既要立足于目前提高疗效，深化科研，发挥中医的群体效应和整体功能；又要在面临西医的挑战中，寻求自我发展和现代化的机遇。因此，中医成人教育必须实行全方位立体的、多层次的、多途径的、分学科的综合性教育体系。只有这样，中医成人教育才能在开拓前进的道路上实现令人鼓舞的前景!

增强整体功能，突出中医特色

综合性中医院突出中医特色，这是一个永恒的主题。但是，在什么基础上突出特色，怎样突出特色，则是一个值得探讨的问题。笔者管见，加强综合性中医院的整体功能，通过专科、专病建设，中药制剂的开发与应用等，是突出中医特色的基本途径。

我们知道，作为一个综合性中医院，它应当承担社区人民的医疗保健任务，面对的是千奇百怪、千变万化和错综复杂的疾病。疾病的发生、发展和变化是不受医院性质的影响的。因此，综合性中医院只有不断增强和完善整体功能，提高综合服务水平，才能最大限度地满足卫生市场医疗保健多元化的需求。

综合性中医院的整体功能，主要反映在三个方面。作为一个综合性中医院，要有完善的中医药（炮制、制剂）的功能。综合性中医院不同于中医专科医院，它应当切实具备相对独立的中医临床各科的诊疗水平和能力，而不是大内科包容各科的传统临床模式。同时，还应当具备同级综合性医院大体相当的西医功能，也就是说，应当具有一定的西医内、外、妇、产、儿、传染病、五官科等和常见急症抢救的诊疗水平和能力。随着经济的发展和人民生活水平的提高，医学不再仅仅作为一种治疗疾病的手段，而越来越多地成为防治疾病的武器，以提高人民群众的健康水平，达到延年益寿的目的。因此，综合性中医院还应具备中、西医预防保健的功能。

突出中医特色，是一个相对的概念。它在应用中医、中西医结合和西医对疾病对象进行医疗实践的过程中才能体现。换句话说，它在于，医院预防保健和医疗实践过程中针对某些科，某些病，或者某些疾病的某个阶段，运用中医药能取得比西医药更满意的防治效果。或者，运用中西医结合的方法，取得比单纯中医和西医更好的疗效。因此，离开了与西医的对照，离开了诊疗的疾病主体，所谓中医特色也就失去了存在的实际意义。综合性中医院具备了整体功能，并不就意味着突出了中医特色。它必须在充分发挥整体功能的作用中，通过临床的反复锤炼，才能迸发出中医特色之光！

首先，在中、西医临床过程中，通过疗效的客观对比，选择中医药有优势而西医药目前尚无更好疗法的某些专科、专病，如骨伤科、肛肠科、肝病、肾病、脾胃病等，强调中医药诊治的主导地位。在临床中保持中医药理论体系的完整性，中医辨证论治的科学性，坚持中医治疗手段的灵活性等方面，突出中医特色。

其次，在通过中、西医优势互补的过程中突出中医特色。如对于疾病的治疗，中、西医都重视“祛邪”，但西医“祛邪”着重病因学治疗，虽很奏效，但可能会同时“伤正”；中医“祛邪”着重发病学治疗，实验表明它是通过提高机体免疫功能起作用。中医通过“扶正”来“祛邪”，克服了西医“祛邪”可能会“伤正”的弱点。那么，中西医结合“祛邪”，就可相得益彰了。如中西医结合治疗恶性肿瘤，在放化疗增敏、放化疗减毒和延长生存期方面，显示了独特的优势和很大的潜力，具有较好的疗效。

再次，在中、西医防治疾病的过程中，寻找在疾病的某一个阶段中，中医药治疗的优势，以突出中医特色。如急性心梗、脑血管病急性期、外科急腹症等，在现阶段主要靠西医抢救。但是，心梗急性期后的症状，脑血管病急性期后的肢体功能恢复，以及急腹症外科术后的胃肠道症状、肠粘连等，中医药的诊治效果明显。

突出中医特色，大力加强中药制剂的开发与应用，则是一个重要方面。中医院整体功能的增强，为中药制剂的开发与应用，开辟了广阔的前景。中药制剂除满足专科、专病治疗的需要外，亦可通过对中医治法和方药的深层次研究，不断拓展中药的应用领域。如有人将清热解毒的五味消毒饮加减，研制成热毒清注射液。经过系列的基础研究，证明热毒清虽抗菌力不强，但能抗病毒、抗炎、解热，增强机体免疫功能，还能抗内毒素，能保护细胞器。

从而部分阐明了中医清热解毒法的实质。这无疑对中医清热解毒法的应用会产生积极作用。再如，中药枳实与西药庆大霉素联合应用治疗胆道感染，因枳实能松弛胆总管扩约肌，使胆管内压力下降，有利于庆大霉素进入患部，从而提高抗菌效果，增强疗效。

我们突出中医特色，最终目的是为了“要以西方的近代科学来研究中国的传统医学规律，发展中国的新医学”。根据邓小平同志建设有中国特色社会主义理论，就我国医学发展而言，则应建立有中国特色的医学，即中西医结合的新医学。我们知道，随着从整体规律的思维出发，通过望闻问切手段所获取的信息是目前信息量最大的相互作用信息。如果通过去粗取精、去伪存真、由此及彼、由表及里的改造制作功夫，进行严格的科学再验证和整理提高，正好可以用来克服西医分子水平研究获取的内部信息量最大，而相互作用信息量相对不足的弱点。把中医的“宏观”信息与西医的“微观”信息结合起来，就可以从人体及其疾病获得既比西医全面又比中医深刻的科学认识。

在治疗上，西医注重疾病治疗的共性，忽视患者的差异性，即患者整体反应状态，从而相对忽视治疗的个体化。中医辨证论治针对患者个体反应状态（证）制定符合这种状态的相应治疗措施，正好弥补西医的不足。

在当今诊治疾病中，“病证结合”的深入研究，辨证与辨病相结合的诊疗模式的日益深化，就有可能产生中西医结合认识上的飞跃和突破。徐荣祥教授以中医“有土无水，万物不生”“烧伤既是伤又是疮”的论述中受到启发，认识到烧伤治疗需要再生修复，只有湿的环境作为治疗原则，才能符合烧伤发病规律。从而研制了促使烧伤损伤皮肤恢复、修复的中药营养性药物，创造了烧伤湿润暴露疗法，“改变了世界烧伤治疗学的方向，获得了抗感染、止痛、深2度烧伤一般无瘢痕愈合的奇特疗效”。徐荣祥教授在烧伤学科的成功，使我们十分鼓舞，看到发扬中医特色，创造中西结合的新医学的灿烂前景！

中医院具备了整体功能，在当今卫生市场日益激烈的争夺战中，才具有较强的综合竞争力。有了综合性的西医功能，才能赢得西医市场，为突出中医特色提供更多的条件和机遇；有了完善的中医功能，不仅能积极参加中医市场的竞争，更为突出中医特色奠定了基础和提供了保证。因此，一个整体功能很强的综合性中医院，应该说是突出中医特色的沃土和阵地。可见，增强综合性中医院的整体功能，对于突出中医特色是何等重要！

我们对综合性中医院突出中医特色的评估，应当从中医院的中医专科、专病和某些疾病阶段性的中医诊治率方面，以在科学理论指导下并在临床实践中提高疗效的中西医结合的水平，以及从中药制剂开发品种的多少和临床应用的广度等方面，进行实际的考核，这是比较符合现阶段综合性中医院的实际情况的。现行那种不适当的过高强调中医药人员的比例和全院综合的中药治疗率的指标，是不现实的。特别是现阶段多数综合性中医院的中药治疗率，是经不起严格科学的审查的。中医院拥有相当的西医药人员的比例，相应的西医功能和临床效果，就视为未突出中医特色，我们如不从此认识误区中走出来，那么综合性中医院终会因整体功能不强、综合服务水平低而无力参加卫生市场激烈的竞争，然后因医疗卫生市场占有率的缩小而逐步丧失生机与活力。皮之不存，毛将焉附，中医院岌岌可危，还大谈突出特色，岂不是空中楼阁么！鉴于目前不少综合性中医院中医自身功能不全，西医功能脆弱的状况，中医院在科学管理中要遵循“提高素质，调整结构，增强功能，扩大服务，突出特色，求实创新”的办院宗旨，依靠科技进步，提高综合服务水平和能力。中医院唯此才能走出低谷，去迎接突出中医特色的美好的明天！

纵论提高临床疗效

我认为，在单纯的生物医学模式向社会－心理－生物的医学模式转变，医疗需求从单纯的医疗到多元化转变的今天，医疗质量是一个综合的概念，它包含医疗安全、医疗服务、医疗效果等内涵。而临床疗效是医疗质量的中心环节和第一要素。

那么，怎样确保和提高临床疗效呢？我以为，首先，用中医智慧诊治疾病，是临床疗效的源头活水。“问渠哪得清如许，为有源头活水来”，临床疗效的源头是中医智慧。中医智慧是中医师在临床中恰到好处地、全面地、综合地运动中医学知识的方法、能力和水平，它是在长期反复的临床感悟中提炼、升华、积淀、凝聚的科学思维模式，是中医师的执业“灵魂”。中医师诊治疾病的临床疗效，盖源于此。

其次，从大内科走向专科、专病，是提高临床疗效的快车道。在通过一定阶段的大内科临床后，根据医疗市场的需求，结合自己专业爱好，选择一个专科（病），作为自己专业发展的方向。坚持在临床中反复学习，专心致志，不断总结经验教训，持之以恒，一定会快速提高临床疗效。

第三，熟悉相关专业的西医基础知识，是提高临床疗效的推进器。我们强调“杏林问道莫迷航”，是针对中医西化提出的。临床上，熟悉相关专业西医基础知识，仍有必要。“西为中用”，我们可以从相关的西医检查的某些项目中，去努力寻找、发现与中医辨证攸关的蛛丝马迹，进而反复观察、分析、研究其与中医辨证的相关性，在长期临床验证中逐步揭示其与中医辨证的规律性，从而为中医辨证提供客观的依据，深化和丰富中医辨证的内容。同时，从西医诊疗中，把握某些疾病的演变趋势，管控疾病风险，都能为中医治疗提供借鉴。

第四，稳定病情发展，是临床疗效的新选择。临床上的某些疾病，在目前医疗水平下，是不可能或很难真正治愈的。我们通过积极的治疗，能遏制病情的传变、并发、恶化，延长患者的生存，提高患者生存质量，也是一种临床疗效。

第五，增强医师的人格魅力，是临床疗效的添加剂。医师的人格魅力，是在长期术精与心诚的诊疗活动过程中，病人对医师产生的亲切感、敬畏感。它能增加病人对医师的向心力、凝聚力和信心。一个疗效的取得，往往需要一个诊治过程。医师的人格魅力，会大大增强病人配合和坚持治疗的主动性。同时，在竞争的医疗市场上，还会召得来病人、治得好病人、留得住病人、唤得回病人。

最后，维护医疗安全，是临床疗效的稳定器。医疗事故对医生的执业生涯具有颠覆性的破坏作用。没有医疗安全，就没有临床疗效。而在医疗纠纷愈演愈烈，医患关系高度紧张的状态下，医疗安全更是刻刻不容忽视的头等大事。我常对青年医师讲，医疗安全从某个意义讲也是医疗质量，而且是最重要的医疗质量。维护医疗安全，关键是要管控医疗风险。因此，我在临床上对潜伏危机的病人，尽量动员住院；对中医诊治难于防范危象的病人，动员去找西医会诊；有些疾病的发展变化的不确定因素多，对病人的解释、判断、预后一定要有严谨的科学态度。因此，这些年来在规避医疗风险的前提下，确保了医疗质量的提高。

整理医案不应满足于个案成功

老中医在几十年的临床实践中，积累了丰富的医疗经验。整理老中医医案，是我们一项重要任务。但整理老中医医案决不能满足于个案的成功，而应严格掌握医案的先进性、典型性和科学性，尤其应从学术的角度去论证其辨证施治的规律，探讨其临床思维的方法，否则就会让单方、偏方充斥于世。

《蒲辅周医案》荟萃了蒲老系统的学术思想，个案的整理亦具有典型性。《岳美中医话集》则结合个案，发掘其临床思维的指导思想。如介绍岳老治一李姓十岁女孩的发作性合眼哆口，四肢不自主的下垂软瘫。初诊亦感茫然，谓为奇证。经再三思考，得出子时是一阳生之际，午时是一阴生之际，子午两时，正是阴阳交替之际。而女孩子在这两个时辰出现痴迷症，治疗应于此着眼。但苦无方药。又辗转考虑，想到小柴胡汤是调和阴阳之剂，姑投二剂试治。不料服药二剂，即欣然如常。像上述医案，医理生动实际，有血有肉，给人以深刻的启迪，读后回味无穷。这实为医案整理之范本，足堪效法。

关于振兴中医的建议

近10年来，在省委、省政府的领导下，我省中医工作取得了长足的发展，为人民卫生事业做出了很大贡献，这是值得肯定的。然而，勿庸讳言，也存在一些问题。现结合我市（院）的实际情况，提出如下建议，供各级领导参考。

一、认真落实中西医并重的方针是振兴中医的根本保证

为了发展中医事业，根据我国医疗卫生工作的现状，我国制定了中医、西医并重的方针。应该说，这个方针的贯彻实施是推动中医事业发展的巨大动力，是中医院走出由于历史原因陷入的“起步晚，层次低，欠账多”的困境，缩小与西医医院的差距的重大措施。

但是，由于市中医院全民所有制体制不全，院内集体所有制人员工资、公费医疗未能纳入财政预算，市财政给市中医院全民所有制人员财政拨款占全民所有制职工固定工资总额的比例又较同

级综合性医院明显偏低。10年间，市中医院自筹资金共1167340元，以维持职工正常的生活。市财政拨给市中医院的专项事业发展资金又大大低于同级综合性医院，市中医院为了在激烈的卫生市场竞争中得以生存，又不得不负债经营，以便使医院获得喘息的机会。由于这些原因，中医院只好被迫背上职工工资福利的沉重包袱，竭尽全力利用为数不多的自筹资金去拼命填补财政拨款的巨大缺口，从而丧失了自我积累、自我发展的能力。这样的中医院在振兴中医的征途上，十分艰难地缓缓爬行，并不断发出阵阵叹息！但是，中医院的职工十分热爱中医事业，憧憬着振兴中医的美好前景。他们在努力奋进的道路上，仍然睁大眼睛期待着“中西医并重”方针认真落实这一天的到来。可以设想，如果市中医院不存在上述问题，10年来就可自我筹措资金1167340元，加上财政专款的适当倾斜，市中医院在建设和发展中完全可以“柳暗花明又一村”，登上一个新台阶。

为此，根据建设与发展中国特色社会主义卫生事业的迫切需要，我们建议，县级全民所有制综合性中医院全民所有制体制不健全的问题应予纠正，应当向湖南省学习，县级综合性中医院工作的集体所有制人员全部转为全民所有制，并理所当然地把他们的工资、福利纳入当地财政预算内。这虽然每年增加了大约10万元的财政负担，但作为对中医院“欠账多”的一种补偿和振兴中医事业的需要，这样做是必要的和值得的。对中医院人头经费财政拨款占医院固定工资总额的比例，应与同级综合性医院拉平。对中医院专项经费的补助，大体上与同级综合性医院相当，维持相对的平衡。各级党委和政府，要真正把中医院纳入与同级综合医院同等对待，在经费安排、参加会议、发放文件以及干部待遇等方面，做到一视同仁。同时，希望省人大尽快制定四川省中医工作条例等法规性文件，并督促各级政府认真贯彻实施，使中医事业逐步走上规范化、制度化、法制化管理的轨道。

二、中医行政部门的管理模式从封闭型向开放型转变是振兴中医的迫切需要

近年来，国家相继成立了中医行政管理机构，为振兴中医提供了组织保证。由于中医行政管理机构自身地位问题等诸多原因，中医行政管理机构仍未完全跳出封闭管理的圈子。因此，放慢了振兴中医的步伐。如中医在走向世界的同时，如何引起国际社会的关注，引进如类似卫生部世界银行的卫 5、卫 6、卫 7、卫 8 贷款及香港明爱等发展中医事业项目；中医既要继承，又如何面对现代科学的挑战，借助当代科技进步为己所用以发展中医；中医教育既要保持中医理论体系的完整性，又如何面对卫生市场，加快包括急症抢救、中医专科专病、中药炮制、中药制剂等在内的临床实用型人才的培养；中医院既要突出特色，又怎样增强整体

功能，提高综合服务水平，以满足卫生市场对综合性中医院医疗保健等多元化的需求，以及中医院专科专病建设、科研管理等方面的考察与交流，中医科教研信息的广泛沟通；如何加强中药生产与中药市场管理，使中医与中药协调发展，防止存医废药和存药废医的现象发生；中医行业如何有效地开展对口支援三峡库区中医院等方面的问题，亟待中医行政部门认真研究解决。我们深信，中医行政管理的开放、搞活，一定能给中医事业注入生机与活力，使中医在继承的道路上，步入现代化的康庄大道。

三、切实采取有效措施，调动中医药人员的积极性是振兴中医的必要措施

振兴中医，除了靠党和政府的关心和支持外，中医药人员在事业上的努力是不可忽视的重要因素。中医是一门实践性很强的科学，而处在临床最前线的大多数是县乡医院的广大中医药人员。他们有的虽然在县级中医院，但由于集体所有制体制未能改变，有时受到冷遇。在乡镇医院的中医药人员，由于 1994 年省委、省府有关文件规定了财政拨发集体人员 60% 工资的政策未能落实，为了自己和家人的生活，他们成天疲于在卫生市场劳碌奔波。部分离退休中医药人员，由于单位日益显露的生存危机，他们深感自己退休工资无保障，成天为生计而暗自忧虑。这又为行将退休的在职中医药人员带来了不祥之兆和恐惧感。再加上中医药人员

子女读书、就业等问题，在一定程度上挫伤了他们振兴中医的积极性。希望党和政府进一步关心和爱护他们，认真采取包括落实1994年省委、省府《关于加强农村卫生工作的决定》在内的积极措施，解决他们工作、生活中的实际困难，同时进一步激励青壮年中医药人员认真钻研业务，提高中医学术水平和诊疗能力，对有突出贡献的中医药人员要实行必要的奖励。总之，为中医药人员充分释放潜能以振兴中医营造更好的氛围。在党和政府的领导下，中医药人员积极性被充分调动和发挥出来，振兴中医事业就大有希望。

附　我的杏林之路

1939年农历5月23日，我母亲方南新先生，按计划乘民生轮船公司“江民”号客轮，从重庆经石沱回新妙生我。她哪里想到，当天中午12时在船上我就提前来这个世界报到了。因此，我的乳名叫“江民”。后来家族中的大哥哥们见我的头特别大（但决不是脑积水），又叫我“江大脑壳”。

我的老家在重庆市涪陵区新妙镇原开平乡大竹村新房子。我2岁时父亲聂思聪（科相）先生病逝，母亲方南新先生独自承担对我们兄弟的养育重任。小时候，我随在新妙镇小学教书的母亲在该校读书。解放初期因故辍学回农村老家。其间，我曾随乡亲们挑木柴从家乡攀山越岭，行走六十多里路去麻柳咀（镇）卖，一路之艰辛自不待言。到了麻柳咀，不料腹痛发作，呻吟不已。去联合诊所服了些“救急水”后腹痛遂止。那天我挑的柴只卖了一角二分钱。这次挑柴卖，磨炼了我的意志和毅力，也饱尝了体力劳动之艰辛。从此心灵里不断滋生和膨胀着读书的强烈愿望。不久，妈妈就让我再次去新妙镇小学读书，她则在开平乡冷家沟小学教书。开初，我如饥似渴地学习，星期天都要自学看书。后来，同学中流行打扑克，我也误入其中，就连上课时也满脑浮现着红桃K、方块A，严重影响了学习。那时我在学校住宿，一天吃午饭的时候，厨房的孙师傅对我说：你这娃儿成天打扑克，还想读书不？十分感谢这位孙师傅对我的帮助和教育。从此，我再也不打扑克了，学习成绩又跟上去了。

小学毕业考初中，我是有信心的。不过，当我们去蔺市涪陵二中参加升学考试时，我最担心的事情终于发生了。由于我眼睛近视，又坐在离黑板较远的位子，看不清老师写在黑板上的试题。我曾要求老师换个靠前的位子，但未被采纳。我只好借老师念题的机会匆匆记下题意（这可能是我至今写字只图快而潦草难认的原因吧），然后逐一解答。回到家里，母亲关切地问起考试情况，一种难言之痛涌来，我伤心地痛哭了一场。因此，当我被通知考入涪陵中学初中部（今涪陵五中）时，我是十分珍惜得之不易的读书机会的。

1957 年夏，初中毕业后我因故未能考上高中。回到家乡，可能是为了照顾教师子女，我被新妙区文教办安排到酒井乡齐农村小学作民办教师。从此，我利用业余时间自学高中课程。1958 年夏天，因为我是民办教师不能报考高中，我在酒井乡齐农村四方山欢送两位同学去报考高中时，看着他们从四方山上坡的背影，深感他们是在一步步登上人生的天堂，而自己却在低谷中徘徊，内心十分惆怅！后来，我去酒井农中、酒井乡小学教书期间，仍坚持自学高中课程。虽然一度要求报考大学未获批准，但我仍追逐着我的求学梦想。1961年春，我在酒井乡小学代课被解雇。此时，母亲已不幸逝世，天杰姐姐、天仁哥哥又远在西安和北京，我真有无家可归的感觉。我曾想逃新疆谋生，但与在新疆的同学又失去了联系。在走投无路的时刻，经酒井乡小学田仁普老师的关心帮助，我到他的家乡酒井乡马迴大队落户。十分感谢当地的生产队长和乡亲们的照顾，使我在那里度过了我一生中最艰苦而又难忘的岁月。

1961年7月17日，我从酒井步行到新妙街上，想了解报考学校的消息。我来到老同学夏正武家。他告诉我当天他们要去石沱赶船到涪陵报名参加高考，并说三天后报名截止。他鼓励我也去报名。当时，我既兴奋又十分紧张。兴奋的是机会来了，紧张的是我能赢得报考的机会吗？因为在那个年代，报名必须持有乡政府同意报考证明啊！我怀着急促不安的心情当天又从新妙步行回酒井。我去酒井乡小学找到杨显芳校长。她待人诚恳，又很关心我。经她的帮助，我终于拿到了乡政府同意我去报考高校的证明。第二天上午，我兴冲冲赶到石沱岸边，只见长江一片汪洋，趸船上高悬着“停航”的告示，我不禁望江兴叹！怎么办，明天就报名截止。当时也不容多想，我没有犹豫，在石沱买了两盒饼干（那时没有矿泉水），毅然决定冒暑步行一百多里路，赶在明天下午以前到涪陵报名。那天，头上顶着炙烤般的太阳，一身的汗水像断线珠般不断落下，气喘吁吁的快步赶路，饿了啃两口饼干，口渴了到田沟边找口水喝，热得不行，到路旁的树荫下稍事休息一下。终于穿过了青岩子，走过了蔺市坪，当晚在北拱一农家屋檐下寄宿。次晨在启明星照耀下，又匆匆赶路，好不容易在下午 3 点前赶到了涪陵报名。然后住在江东陶瓷厂聂茂槐二哥家里，在二哥和二嫂刘汉珍的关心支持下，我得以顺利地参加了高考。

高考结束，我赶上停航后第一次开船，乘客比较多。我囊中羞涩，所以买了一张营山轮的底舱船票。底舱似船的地下室，空间狭小，两边的窗户十分狭窄，有透不过气的感觉。当营山轮开到蔺市剪刀峡时，一个又一个惊涛骇浪向营山轮劈头盖脑袭来，营山轮在浪尖上剧烈地颠簸晃动。顿时底舱内一片死亡的恐怖气氛。有的人想逃到上舱，但被大家制止，这时不少人哭诉起来。一位女乘客把我刚拿到的救生圈夺走，我也没有反抗，因为我意料一旦翻船，肯定是同归于尽。在这千钧一发时刻，船工们赶快把锚抛入江中，幸好剪刀峡的礁石咬住了锚，船才没有被恶浪打翻吞没。这时，先后有船从江中驶过。我们船上的乘客向他们惊呼救命，但那几只船对我们的绝望的呼救声，置若罔闻，扬长而去。营山轮的锚是抓住水中的礁石救了我们，但浪过后却怎样也拔不起锚来了。营山轮在万马奔腾的江面上苦苦挣扎了三个多小时，终于把锚拔起了，营山轮才喘了口气。船工们拼命般地把船开向岸边，让乘客们下船各自逃生。

1961 年 10 月，中共涪陵地委宣传部从当年地区内未录取的高考生中，选录了二十名学生到涪陵地区医院中医班学习，我是其中之一。该班以学习中医学院试用教材为主，兼学西医课程。开办一年多，因为国家经济困难而停办，我是留下跟师学习的四名同学之一。从此，孜孜以求岐黄之术，成为我享受生活，憧憬未来，放飞梦想，书写人生的必然选择。我们拜胡其中先生、李云普先生为师。1964 年秋，我们通过了重庆市中医进修学校命题的毕业考试，本该当年即参加工作，但有的领导认为我们需要延长实习一年，就这样，我们于 1965 年 10 月才走上工作岗位。记得我在离开涪陵那晚的深夜，独自登上去武隆的乌江轮船时，在夜色的迷茫中，眺望涪陵城的万家灯火，目睹奔腾汹涌的乌江，不禁吟道：借问乌江千层浪，天义何时还故乡。到了武隆得知被分配到桐梓区卫生院。听说桐梓山十分艰苦，交通不便，我在县招待所转辗不眠三个昼夜，最后还是无助无奈地登上了桐梓山。

1972 年 7 月，我终于结束了在桐梓山的日子，调入武隆县人民医院，先后在门诊部中医科、住院部内科病房工作。1979 年 1 月 18 日，为照顾夫妻关系，我又调入南川宁江机械厂职工医院工作。当时的职工医院“大病看不了，小病不愿看”的窒息的临床生活，使我感到在专业上陷于死胡同，与我在专业上持之以恒的追求形成巨大反差。于是，我回归地方医院工作的愿望日益发酵。我决定争取调回涪陵县中医院工作。

在那个年代，工作调动可以说是一项系统工程。它涉及原单位是否放人，拟调入单位及其主管部门是否接人两方面的压力。宁江机械厂当初是出于照顾夫妻关系才同意我调入的，初来乍到职工医院，现在又要单方面走人，厂里会不会放人呢？我找到厂政治部张主任。他十分欣赏我对事业执着追求的精神，理解我在职工医院面对寂寞的临床生活所充满的苦闷与不安，欣然同意我调出的要求。我找到在涪陵县中医院工作的师姐彭仲琴，她一方面积极向医院领导推荐，另一方面建议我去找吴朝文医师。吴朝文是我们同时代的人，早年我在地区医院学中医时，他在涪陵县里学中医。那时他已经学而有成，青年得志，名声鹊起，只是过去交往不深。听说他是县人民代表，而且是县人大常委会委员，社会影响力很大。因此，我对他产生了敬畏。由于我们志同道合，心有灵犀一点通，当我向他谈及调动一事，他欣然赞成，表示鼎力相助。他积极向卫生局、中医院领导推荐，同时以人民代表的身份，慎重地向涪陵县县长陈永林寄去推荐信。在县领导和县人事部门的关心支持下，我于 1981 年 7 月 16 日调入涪陵县中医院，8 月 1 日正式上班。我被安排到住院部，病房里病人多、病种多，有时还有些危急重症的抢救，这给我的事业发展提供了一个广阔的平台。

我调入涪陵县中医院后，吴朝文一直关心我、支持我。他把主管的县中医学会办公室转让给我居住，解决了住宿的大困难。回涪陵不久，他安排我在县中医学会上做了“通腑法在内科领域中的临床应用”的学术讲座，让我尽快融入县中医学会这个温馨的大家庭；他让我结识了在涪陵县中医界颇负盛名的徐如恩、郭昌碧、陈时宗等，使我从他们那里汲取了更多的中医元素；他在院长任上，安排我去成都中医药大学进修学习。我们几十年相处，没有文人相轻的妒忌，没有门户之见的陋习，而是互相帮助，共同提高。吴朝文还十分关心我政治上的进步，向县委统战部推荐我去加入农工民主党，为我人生的发展拓展更大的空间，使我在统一战线大家庭里有幸获得更多的机遇，兼任了多个角色，大大充实了我的人生。

古人曰：橘生淮南则为橘，生于淮北则为枳，叶徒相似，其实味不同。所以然者何？水土异也。环境对人成长作用的影响是很大的。朝文成功推荐我回归涪陵，这是我人生的一大转折。我为我的一生结交了朝文这位朋友而感到十分庆幸！

母亲方南新先生从小对我的熏陶和教育，培育了我热爱学习的品质，使我逐步树立了“读书改变命运”“知识就是力量”的价值观；我身处家乡的大山，又锻炼了我坚强的性格。这是我在人生的道路上能够坚持不懈地顽强地学习的不竭动力。

我步入医林之初，远在北京的兄长聂天仁在给我的信中引用了子贡的话："夫子之墙数仞，不得其门而入，不见宗庙之美、百官之富。"指出凡是一门科学，都有一堵墙隔着的，中医作为一门科学也是一样。你必须找到门径，穿墙而入，才会领悟到中医的博大精深。于是，我决定重点加强对《伤寒论》的学习。

我学习《伤寒论》经历了几个阶段。第一阶段为奠基之学。乃精读一本，旁及诸家。苏东坡《又答王庠书》说："书富如入海，百货皆有，人之精力，不能兼收尽取，自得其所欲求者耳。"于是，我以南京中医学院伤寒论教研室编写的《伤寒论教学参考资料》为主要版本。第二阶段即方证之学。重点学习《伤寒论》的类证（症）、类方。王辉武教授编著的《伤寒论使用手册》一书，对《伤寒论》原文进行了多角度多领域的归类整理，对于学习、研究《伤寒论》的类证、类方颇有裨益。第三阶段为应用之学。学习经方学者临床应用的专著和经验。在学习方法上我注重读、记、思、用。读是学习的基础性环节。读，要分精读、重点读与一般读的层次。要反复读，所谓"书读百遍，其义自见。"记：首先是死记硬背《伤寒论》原文。我常常是废寝忘食、通宵达旦地死读硬背，身心疲惫时有发生。每当这时，心中就响起了"一身哪有真闲日，百岁仍多未了缘"的徐灵胎的千古绝唱："终日惶惶，总没有一时闲荡，严冬雪夜，拥被驼绵，直读到鸡声三唱；到夏月蚊多，还要隔帐停灯映末光。只今日，目暗神伤，还不肯把笔儿轻放”。先辈忘我学习的精神不断鞭策着我。经过一年多的艰苦努力，当时，我基本上能背诵《伤寒论》的条文。其次是记笔记。将学习的点滴心得，或注家的歧义之处，在书上眉批，或做笔记，或写卡片。思：《论语·为政》曰：“学而不思则罔”。学习《伤寒论》不通过“思”掌握其科学内涵和学术本质，就等于“买椟还珠”。《医学心悟》指出：“思贵专一，不容浅尝者问津，学赍沉潜，不容浮躁者涉猎。”因此，学习要进入思，学者必须有一个宁静的专注的思想境界。那些日子，我全神贯注地潜心学习《伤寒论》。思些什么？我以为，对《伤寒论》注解的不同观点，要加以对照研究，以决定取舍并阐发己见；对《伤寒论》中的类证类方，要认真加以分析鉴别；对《伤寒论》辨证施治的理法方药，要深入阐释；对《伤寒论》辨证施治的规律，要认真研究等。用：学习《伤寒论》就应当在医、教、研中加以应用。读、记、思、用是相互影响的。读是起点，记是读的延续。思是读的升华，用是思的跨越。没有思，就不可能有用的收获。

我还一直坚持对《黄帝内经》《金匮要略》《温病条辨》等中医经典著作、历代中医名家的论著，以及对全国中医学院多个版本的教材反复学习。而且对《黄帝内经》《金匮要略》《温病条辨》

以及《景岳全书》《医学衷中参西录》《临证指南医案》等书中的某些著名的论述进行了背诵，以充实自己的中医元素，提升自己的中医品质。我购买了当代大量中医论著，学习各家的学术思想和临床经验，还先后订阅了《中医杂志》《中国中医药杂志》《上海中医杂志》《新中医》等省级以上学术期刊学习，以了解中医药临床研究的新动态、新进展、新成果。

我初到桐梓区卫生院，基本上是一个纯中医。在临床中我发现，不少病人都要求西医药诊疗。为了适应医疗市场的需求，那时我就开始以《农村医生手册》为主要教材自学西医。在临床中我深深体会到，中医学习运用西医则如虎添翼，能更好地为病人服务。在武隆县人民医院工作期间的 1977 年春，第三军医大学到医院开门办学，我利用这个难得的机会，结合内科临床，向三军医大师生们虚心请教，聆听他们的专题讲座和跟随教学查房，印象深刻，收获颇大；特别是第三军医大学的潘绍武老师，特地送了我一套该校的军医教材，我认真学习了其中的《内科学》。通过坚持不懈的学习西医，我为在临床上开展中西医结合奠定了较好的基础。1985 年 9 月，我又参加了成都中医药大学开办的《中西医结合危急重症研究班》学习。

我在专业上拼搏多年，始终未获得被人认可的学历，我为此常感到遗憾和尴尬。随着医患关系的紧张，我想到如果作一个既懂法律又懂医疗和医院管理的律师，应该是一个不错的选择。于是我在 1999 年 9 月，被录取到重庆市委党校函授学院法律专业本科班学习。入学时我已年近退休，记忆力差，工作又忙，但仍然坚持学习。每次考试，我都严阵以待，独自认真答题。我以为我们这个年纪的人，如果在考试中作弊，这是巨大的耻辱。由于学习努力，每次考试基本上都是本考场第一个交卷。我的毕业论文《医疗事故纠纷适用法律的思考》被评为优秀论文，我也被评为优秀学员。2001 年 12 月我以较好的成绩毕业。但后来才知道，国家律师考试是“天下第一难考”，党校文凭又不能报考，自己年纪已大，精力不支，我曾想当医疗专业律师的梦也就只有放弃了。不过，党校的法律本科文凭，虽然有的人不以为然，但是它能得到党政组织人事部门的首肯，也算是一种满足和享受。

我还热爱对社会科学，尤其是哲学的学习，阅读了曾国藩的《挺经》等历史名人的专著。通过这些学习，提高了自己历史唯物主义和辩证唯物主义的理论水平，促进了我思想水平的提高，而且大大提高了我在社会生活中对事物观察、分析、判断、处理的水平和能力，而且加深了我对中医基本理论的理解。

在母亲的教育和培养下，我从小就爱好写作。读小学的时候，曾给《红领巾》《儿童时代》投稿。青年时的理想是当作家、诗人。在酒井乡当教师时常写一些诗歌、散文。虽然我在文学创作的道路上没有走多远，但对文学的学习，丰富了我的思想感情，增强了我的语言文字的表达力，从而提升了我人生的品质和魅力。

几十年的不懈学习，现在我拥有藏书近一千册，各类期刊约五千本，笔记六百多万字，文献卡片近三万张。她积淀了我一生的心血，也凝结了我的智慧和力量。我曾经认为，在经济实力上我不敢与别人比，但是在知识上的富有，我还是感到欣慰。现在才认识到，知识只有在作为资源服务社会，发展生产转化为财富时，才具有积极的作用和价值。有人说知识就是力量，知识改变人生，我想应该包含这个道理。如果一个人拥有的知识再多而没有在实践中运用，那也是没有意义的，只不过作为装饰品摆设罢了。当然，如果滥用知识也会产生破坏性后果，此正是“水能浮舟，亦能沉舟”之理。

教学实际上是自我学习的一种特殊方式，寓学于教是一种更严格更认真的学习。所谓教学相长，实际是教师与学生的双赢。因此，我热心教学工作。在武隆县桐梓区卫生院，我就多次带领赤脚医生到山上采药，还对他们进行专业理论知识的培训；我还被抽调到武隆县中医进修班教书。调入武隆县人民医院后，先后在县防疫站和江口区卫生院举办的县医训班讲课。在涪陵县中医院期间，我在县卫生工作会上，做了《关于书写中医病历的若干问题》的讲座；在涪陵卫校中医提高班讲授《中医各家学说讲义》；为成都中医学院函授部涪陵函授站的两期学员，讲授《伤寒论讲义》《中药学讲义》和《中医儿科学讲义》；被聘为成都中医学院函授部兼职讲师。退休后，应重庆市中医药学会之邀，在学会举办的中医继续医学教育培训班上，先后举办了《治咳十法》《从脾胃论治心痛》和《中医治疗病毒性心肌炎的若干问题》专题讲座，以及在重庆市中西医结合学会男科专委会学术年会上做了《阴茎勃起功能障碍的中医诊治》和《慢性前列腺炎的中医治疗》等专题交流。2011 年 5 月 14 日，我在重庆市中医药学会涪陵年会上做《治咳十法钩玄》的临床讲座，在不到一个小时的时间里，我结合自己多年的诊治经验和体会，参考一些文献，并脱稿引用了七十多条历代名家（著）的论述，侃侃而谈，提纲挈领，言简意赅，颇中肯綮。这些教学活动均受到与会者的赞赏。

2003 年 8 月，我作为重庆市市级首批老中医药专家学术经验继承工作指导老师，带教我院青年主治中医师陈长春。经过带、学双方的共同努力，带教工作于 2007 年 8 月 2 日通过了市卫生局组织的专家小组考核验收。2008 年 3 月，我获得了重庆市人事局、重庆市卫生局、重庆市中医管理局颁发的“重庆市市级首批老中医药专家学术经验继承工作指导老师”的荣誉证书。

我以为读书和临床是一个医务人员专业水平提高的两个车轮，只有这两个车轮的互动机制的建立，做到读书有感想，临床有感悟，才能促使学术思想的升华，推动临床诊疗水平的提高。因此，我一直重视临床工作的开展和坚持。在武隆县桐梓区卫生院，门诊病人少，我就积极出诊，以期接触更多的病人。在临床中我除了应用中医专业知识治疗常见病、多发病外，还能用西医知识诊治一些常见病。在武隆县人民医院住院部内科病房，我在用中药治疗乙脑、肾炎、肝炎等的同时，还积极开展中西医结合治疗。在西医老师的指导下，我能独立诊治一般的流行性出血热、心衰、呼衰、肝衰、肾衰、休克，以及脑水肿、上消化道出血症等危急症。在涪陵县中医院住院部，十分重视中医特色的发挥，查房和诊治病人，强调中医元素的充分介入，未经科主任批准，一般不使用西药。

任院长后，虽然我坚持定期门诊和病房查房，但是，身处院长岗位毕竟相对拉长了与临床的距离。退休后，我对西医临床诊疗知识已经大多淡忘，不过这倒使我更能集中精力从事中医临床工作。我结合临床，认真地反复地重温了朱良春先生的《朱良春用药经验》和《医学微言》等书，激活和升华了自己尚未尘封的临床经验，病人反应颇好。

我在五十多年的扑朔迷离的临床实践中，磨炼和升华了自己中医专业的学术思想，积累了日益丰富的临床经验。对内、妇、儿、外、皮肤科等常见病、多发病以及某些疑难杂病，如咽炎、哮喘、水肿、脾胃病、小儿厌食、便秘、麻木疼痛、乳腺增生、卵巢囊肿、盆腔炎、肿瘤等，尤其是近年来对心脑血管疾病如心肌炎、冠心病、心律不齐、心绞痛、高血脂、高血压、头昏头痛、眩晕、失眠等的诊治，疗效满意，颇受病人好评。在临床上，本着中医治病“以平为期”的目标，秉承“执中致和”的治疗理念，在辨证时，从患者的“局部与整体，正气与邪气，病邪的相关与错杂，气血与脏腑，病机与趋向”等综合诊察；在论治时遵循“补泻相济，升降相依，气血相调，寒温相用，脏腑相系，阴阳相成”的观念，并从“重宜轻忌难为工，宜忌结合方为善”的感悟，主张“宜忌相安”。从而，提高了治疗效果。特别是近年来对中医治未病思想的科学内涵的理解逐步加深，临床上对现证治疗的同时，还针对病机的潜在趋向予以先期的遏制性治疗，扩大了治疗和防治效果。对心脑血管疾病的易患者，对小儿、老人感冒之“易感者”和反复发作的慢性哮喘等，从脾肾气虚、阴阳失调、湿热内蕴或痰瘀滞络等论治；在防治心脑血管疾病的发生和恶化；控制和减少小儿、老人之“易感”和哮喘的发作；以及在预防慢性肝肾疾病的肝肾纤维化等方面，积累了经验，取得了较好的疗效。

当我步入杏林的道路后，把自己的写作爱好与专业学习结合起来，不断拓展自己的学术生涯。在地区医院学习后期，我就与潘云老师合作写了《中医治疗过敏性剥脱性皮炎一例》的临床报道。后来还独自写了学术争鸣性文章《也谈辨证施治与固定方药》

《从病例讨论“眩晕、心痛、厥逆案”谈中医诊断》等，虽然均未被杂志采用，但它催生了我的学术思想的萌芽。在武隆工作期间，我承担了《赤脚医生简易治疗手册》(全书二十多万字）的中医部分编写工作，该书当年在地区发行，颇受业界好评。在武隆县医院和宁江厂职工医院工作期间，也向杂志社投过稿，但因命题太大均未被采用。我在学术探讨的迷茫中，想到了向学术界的老前辈请教。我从1964年的《上海中医药杂志》拜读了姜春华教授的《关于脉学上的若干问题》的连载论文。该文旁征博引，不乏真知灼见。如果不是有厚重的专业知识和丰富的临床经验，是不可能达到如此境界的。我不禁肃然起敬，下决心要很好的向姜教授学习。多年来，我一直关注并认真阅读他的论著，获益匪浅。1980年7月2日，我将自己撰写的《升降相济理论的临床应用》一文随信寄给姜春华教授。在信中表达了我对他多年的敬慕之情，希望他在百忙之中审阅拙稿并提出意见。同年7月24日，我喜出望外地收到他的回信，信是用毛笔写的，字迹苍劲有力。信很短，恕我抄录于下：

聂医师，你这篇稿子看过了。你是从东垣学说的启发而联系各脏的升降之病及其治疗，希望能充实治疗方面则较有力。文字组织要项目分清，老生常谈不谈，使其精练。希望加工，若寄出，字要写好。此致读了此信，姜老理论联系实际的学风，老生常谈不谈而追求创新的精神，以及著文严谨的态度，都使我铭记在心。我牢记“老生常谈不谈”的戒训，思考着在学术研讨中努力拓展新的领域和课题。我决定选择中医水血相关和叶天士“络痛”学说为重点课题。写论文的思想境界提高了，撰写学术文章的信心越来越大。我在任院长期间，对中医学术的研讨从来没有放弃，反而投入了更多的时间和精力。那个时期社会活动多，我就利用一些炒作的会议，佯作记笔记，实则在潜心策划、撰写学术文章。同时还利用出差的机会，抓紧赶写学术文章。如 1991 年 9 月 5 日至 8 日，我们在成都等候去乌鲁木齐的飞机期间，我每天都去四川省图书馆查阅资料。因此，在那几年里，我以每年七八篇论文被采用发表的进度发表了不少论文。现在，我已在二十多家省级以上报刊发表文章近一百篇，内容涉及中医经典理论的研讨、文献研究、临床报道、中医教学、中医院管理、中医发展战略研究等，特别是对中医水血相关学说进行了系统性研讨。如在基础理论方面，对《黄帝内经》《伤寒论》《金匮要略》《温病条辨》以及《血证论》等水血相关论治进行了深入阐发，对水血相关学说的历史沿革进行了较系统的探讨；在药物方面，对活血药、利水药之水与血并治的功用进行了整理与发掘；在方剂方面，对当归芍药散、下瘀血汤等水血并治之方进行了临床验证与探索；在临床方面，已成功地把水血相关学说拓展应用到急症抢救及内科、外科、妇科、皮肤科等领域，并取得了满意的疗效。此外，对蕴融在《临证指南医案》中的叶天士络痛学说，进行了发掘性研讨，已发表了系列论文。我还参与编写论著十多部，多次参加国际性、全国性和省级学术会，多篇论文获省级以上学会优秀论文奖，获四川省涪陵地区科协优秀论文二等奖三篇。1990 年 10 月和 1995 年 1 月我分别被评为四川省涪陵市（县）和四川省涪陵地区中青年科技拔尖人才，1999 年 6 月被评为重庆市涪陵区中医内科二级学科带头人。入选《中医当代中医名人志》和《中国当代中西名医大辞典》以及《涪陵辞典》等。

开展临床科研，这是我学医以来很早就产生的强烈愿望。但是，中医科研在一定程度上受到西医科研模式的影响，而西医科研的实验研究条件，我们基层医院不具备。我在迷茫的探索中又未能寻找到纯中医的科研途径，就这样在徘徊之中走到了退休。未能在中医科研做出成果，是我在事业生涯中的一大遗憾。

读书、临床、写作是在杏林路上推我前行的“三驾马车”。读书学习永远是，也只能是与在知识上永不满足的人结伴而行的朋友。因此，要认识自己专业上的不足，与同道先行者相比的落后，与临床需求的反差，有了这种危机感、紧迫感，你才会激发自己读书学习的强烈要求并付之读书行动。

当你在书的字里行间读耕时，或者晚上一觉醒来，突然对某个问题豁然开朗，要抓住这灵感的一瞬间记好心得。卡片是做学问的积木，只有卡片多了，才能通过归纳、分析、整理、升华等改造制作的功夫，从而打造学术的金字塔，写出有质量的论文。

临床是医生专业生存的园地。然而没有感悟的临床，则是一片贫瘠的园地，专业之树会日渐枯萎。只有在辛勤的临床中寻找感悟，就好比给园地施肥、锄草、浇水和培土，专业之树才会在沃土里四季长青，开花结果，甚至会成长为某一领域的参天大树。在武隆县医院门诊部值班时，每收一个住院病人，我都要追踪住院诊断和治疗；在住院部内科病房的日子，对自己和别人诊治已出院的典型病例，我都要去病案室查阅病历，总结经验教训；我至今仍坚持对门诊典型病例作临床记录。从而，总结经验、汲取教训。在学习中临床，在临床中学习，才能不断开辟专业的广阔前景。我曾为自己写过这样一首冠名诗：聂君杏林问道遥，天天向上读书忙，义不容辞祛顽疾，乐在二竖难躲藏。反应了我读书及临床的旨趣。

国内人才学专家王通讯认为，学术界的专家、权威像巨大的岩石盘踞在学术园地，你要想在这些巨大的石块下面出土成长几不可能。只有在这些石块之间的缝隙里寻找机会，你才会赢得出土的希望。因此，搞学术研究不能是你想写什么就去写什么，而是要瞄准学术界需要什么，而你在这方面又能写什么。这样，你的学术论文才可能被选中刊用，在学术园地里开花结果。在践行读书、临床、写作中要处理好有所为与有所不为的关系。有所为，这当然是我们始终不渝的追求目标。但是，专业领域是一个十分辽阔的天地，而我们的精力又有限。这就决定了我们的真正“有所为”，必须以“有所不为”为代价。在广阔的专业征途上，要妥善地选择“有所为”和决定“有所不为”。年青的时候，我一直在大内科领域拼搏和挣扎，成了“万精油”，没有专业特长可言；中年以后，曾想选择妇科、痹证的发展方向，但始终犹豫徘徊；退休后，才在门诊部中医心脑专科上班，不过已垂垂老矣，很多专科问题的学习、充实已望尘莫及。由于专科特色的缺失，这就注定了我在专业上逃不出平庸之辈的命运。有鉴于此，希望青年同道在专业上要排除干扰，坚定不移地沿着专科（病）的方向前行，相信一定会获得更大的成功！

读书、临床、写作三者之中，临床是硬任务又有纪律约束，大家一般都能坚持。惟有读书、写作，往往被人们以没有时间为由而离弃、放弃、抛弃。关于时间，有人曾形象地认为，时间就象海绵里的水，要挤是可以挤出来的。当然，现实生活节奏快，多彩的生活令人眼花缭乱。一天半天的长时间专门读书、写作可能不多，但是零星的时间却比比皆有。我们要善于抓紧分散的时间，支配可利用时间，找回流失的时间，充分的利用时间，我们就会拥有大量的时间去读书、写作。当然，为此你可能要远离诱人的夜生活，疏远餐桌上的酒文化，少了些麻将桌上“双扣”的惊喜。但是你获得了学习上的丰收，收获了学术研究的成果，赢得了病人赞赏的目光。仁慈的中医之术，也会相应地回馈你快乐的获得感，幸福的成就感，充实的人生感！你在更高的境界欣赏了生活的无限风光，你最大限度的享受了成功人生的喜悦，这难道不值得吗！

2011 年 9 月，涪陵区人民政府授予我“涪陵区名中医”的称号。2012 年 2 月 29 日在重庆市中医工作会上，我被重庆市卫生局、市人力资源和社会保障局授予“重庆市名中医”。实现了我多年来做名中医的憧憬，这不仅使我分享了快乐的成就感，更增加了我厚重的使命感，接过名医牌我感慨系之，不禁吟道：杏林问道五十年，古稀始捧名医牌，弘扬国粹路漫漫，岐黄之术薪火传。试问我的名中医之路，我写了一首小诗：“杏林问道莫迷航，精读经典要记牢，参拜名师指迷津，坚持不懈勤临床，耕耘感悟作文章，岐黄之术要弘扬。”

后记

在我国进入全面建设小康社会的今天，回顾我步入杏林之路前的青年时期所处的年代，以及这个年代中的我，感慨万千。庆幸的是，机遇终为我打开了一扇充满美好憧憬的人生之门，使我迈进了，并留在了神秘而又令人向往的广袤的杏林原野。五十多年来，在浩瀚的书海中，我不停地捕寻中医奥旨；在茫茫的临床沃土上，我不断地耕耘呵护；在事业弘扬的天地里，我不辍地探索振兴中医之道。在杏林漫长崎岖的攀行中，我虽未能迈到那桃花盛开的地方，却也曾沐浴在烂漫山花之中，间有所获，辄然成章，或见诸刊报，或会上交流。兹荟其精，聚其类，辑为《杏林问道》一书。然作者愚瞀，才疏学浅，书中谬误在所难免，祈同道斧正，以匡不逮，余不胜跂望。

特别欣慰的是，重庆市中医药学会名誉会长、重庆医科大学教授马有度先生热情为本书作序，重庆市中医药学会副会长、重庆医科大学教授王辉武先生欣然挥毫为本书题词，重庆市书法家协会副主席邹鲁滨先生热心题写书名；重庆市涪陵区中医院领导和院科教科的同志，以及中国中医药出版社等，对本书的编辑出版，给予了热情的关心和大力支持。谨在此一并表示衷心感谢！

聂天义

2015 年 12 月 4 日于喜多茶楼